マンガと
図解でわかる
胃がん・大腸がん
治療と退院後の安心ガイド

監修
東京大学医学部附属病院
胃食道外科　科長
瀬戸泰之
がん・感染症センター
都立駒込病院　外科部長
高橋慶一

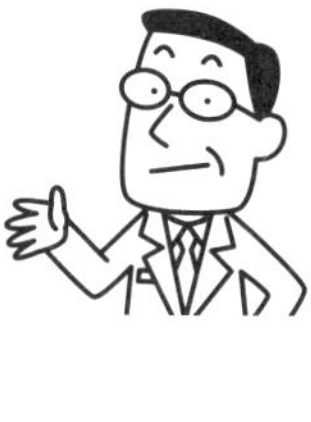

法研

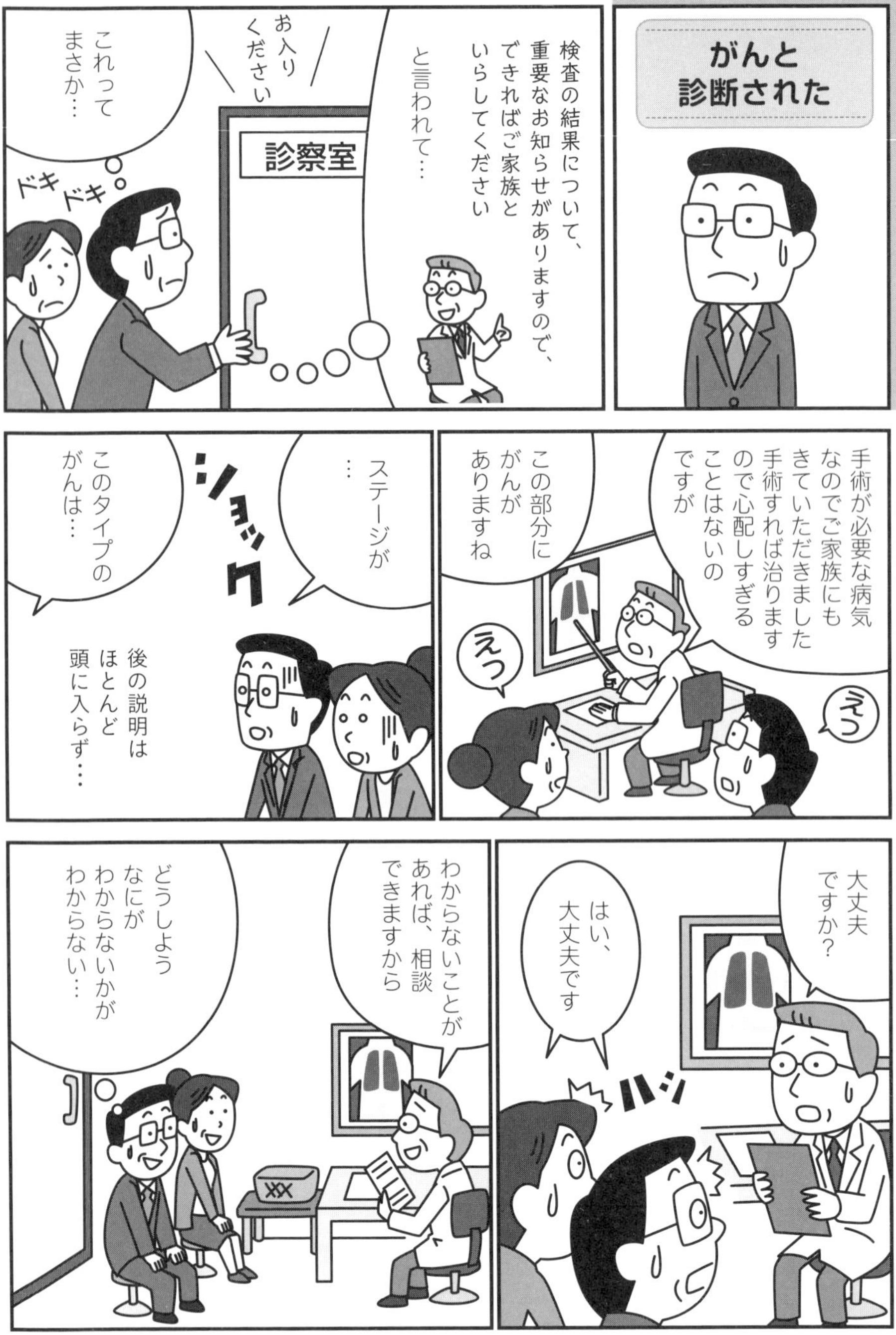
がんと診断された
検査の結果について、重要なお知らせがありますので、できればご家族といらしてください
と言われて…
お入りください
これってまさか…
ドキドキ
診察室
手術が必要な病気なのでご家族にもきていただきました手術すれば治りますので心配しすぎることはないのですが
この部分にがんがありますね
えっ
えっ
ステージが…
ショック
このタイプのがんは…
後の説明はほとんど頭に入らず…
大丈夫ですか?
はい、大丈夫です
ハッ
わからないことがあれば、相談できますから
どうしようなにがわからないかがわからない…

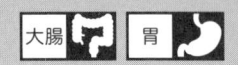

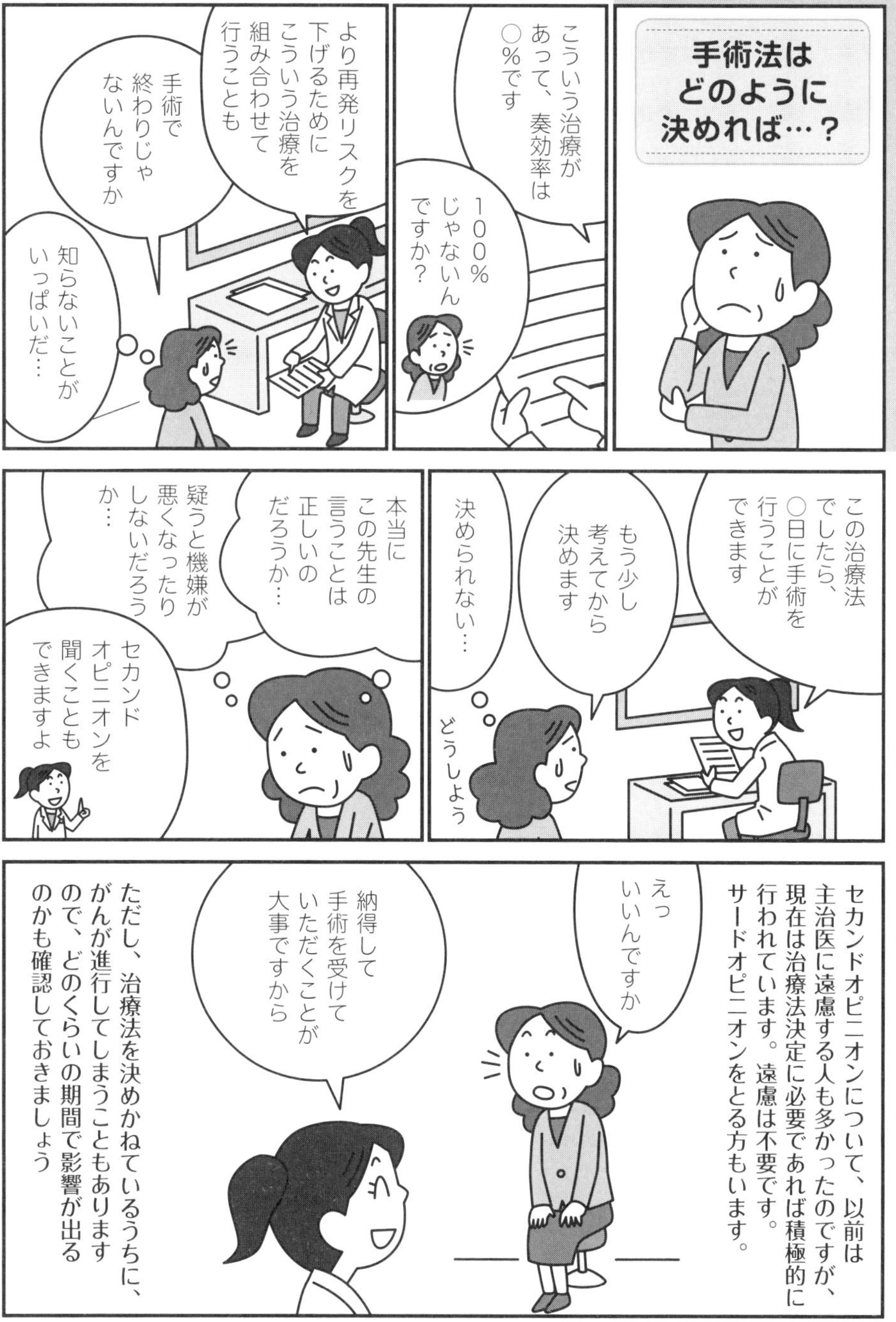

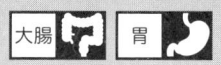

手術法はどのように決めれば…？
こういう治療があって、奏効率は○%です
100%じゃないんですか？
より再発リスクを下げるためにこういう治療を組み合わせて行うことも
手術で終わりじゃないんですか
知らないことがいっぱいだ…
この治療法でしたら、○日に手術を行うことができます
もう少し考えてから決めます
決められない…
どうしよう
本当にこの先生の言うことは正しいのだろうか…
疑うと機嫌が悪くなったりしないだろうか…
セカンドオピニオンを聞くこともできますよ
セカンドオピニオンについて、以前は主治医に遠慮する人も多かったのですが、現在は治療法決定に必要であれば積極的に行われています。遠慮は不要です。サードオピニオンをとる方もいます。
えっ いいんですか
納得して手術を受けていただくことが大事ですから
ただし、治療法を決めかねているうちに、がんが進行してしまうこともありますので、どのくらいの期間で影響が出るのかも確認しておきましょう

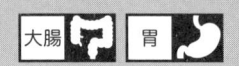

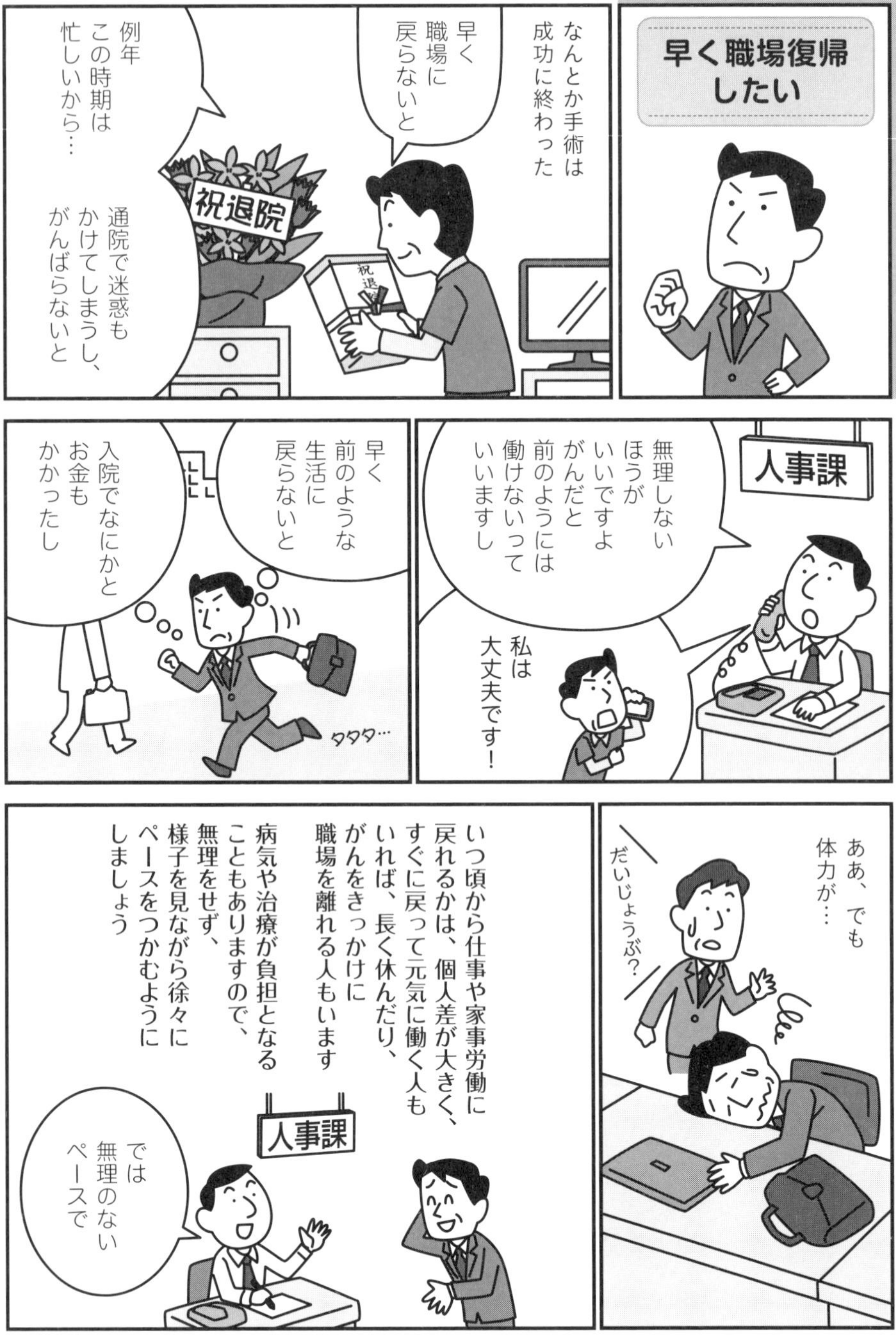
早く職場復帰したい
なんとか手術は成功に終わった
早く職場に戻らないと
祝退院
例年この時期は忙しいから…
通院で迷惑もかけてしまうし、がんばらないと
人事課
無理しないほうがいいですよ がんだと前のようには働けないっていいますし
私は大丈夫です！
早く前のような生活に戻らないと
入院でなにかとお金もかかったし
タタタ…
ああ、でも体力が…
だいじょうぶ?
いつ頃から仕事や家事労働に戻れるかは、個人差が大きく、すぐに戻って元気に働く人もいれば、長く休んだり、がんをきっかけに職場を離れる人もいます
病気や治療が負担となることもありますので、無理をせず、様子を見ながら徐々にペースをつかむようにしましょう
人事課
では無理のないペースで

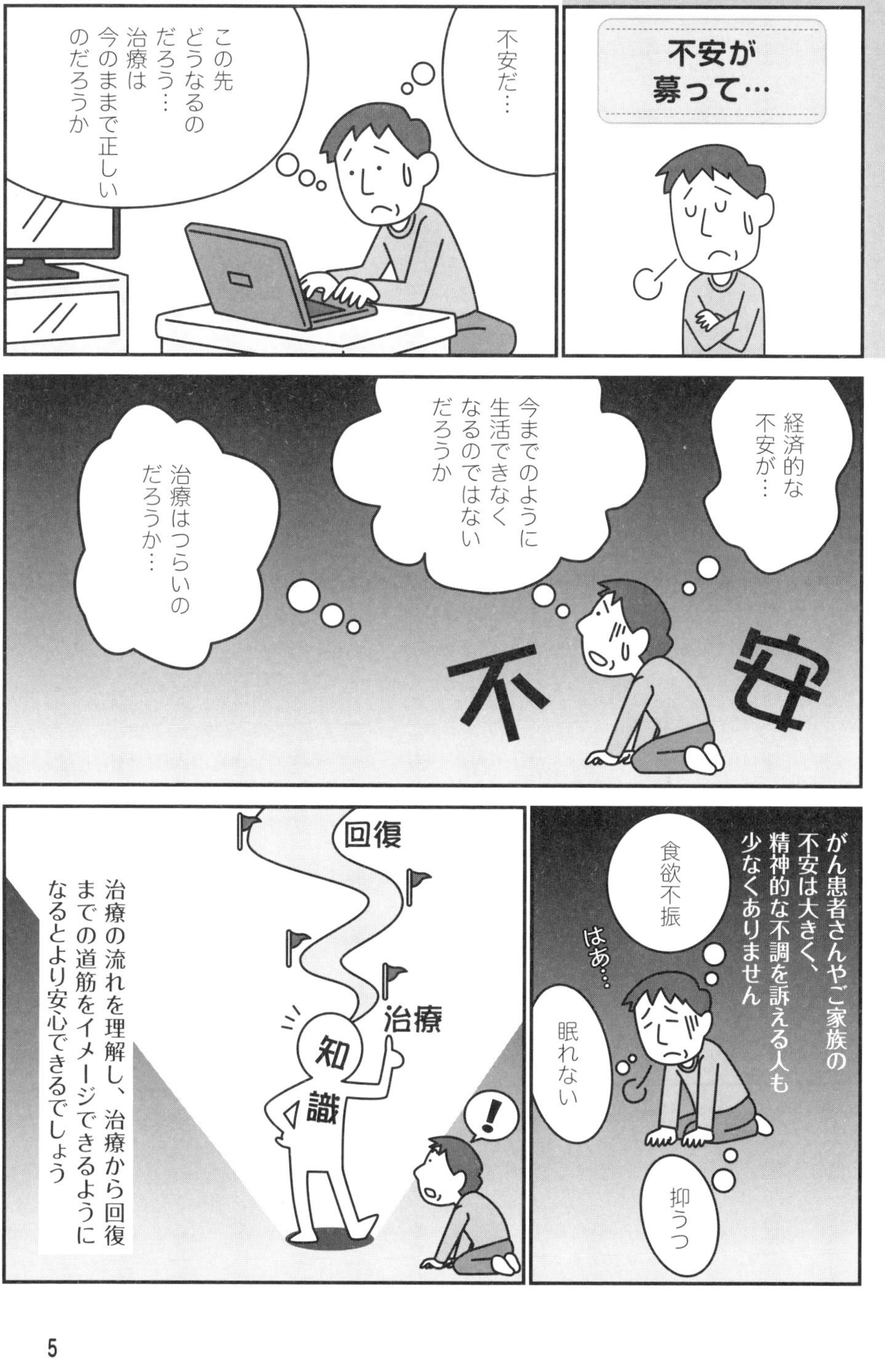

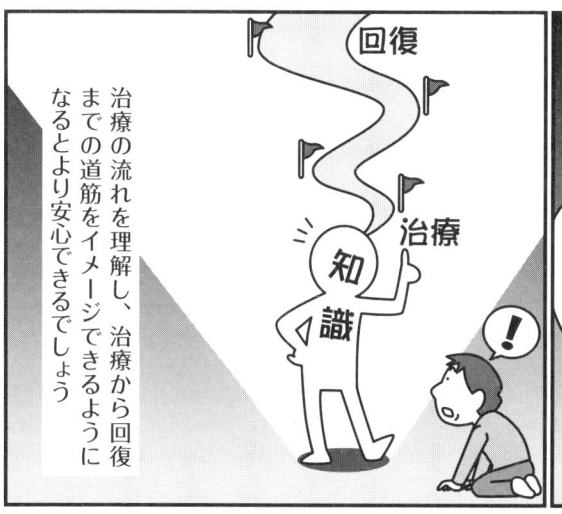

不安が募って…
不安だ…
この先どうなるのだろう…治療は今のままで正しいのだろうか
経済的な不安が…
今までのように生活できなくなるのではないだろうか
治療はつらいのだろうか…
不安
がん患者さんやご家族の不安は大きく、精神的な不調を訴える人も少なくありません
食欲不振
はあ…
眠れない
抑うつ
治療の流れを理解し、治療から回復までの道筋をイメージできるようになるとより安心できるでしょう
回復
治療
知識
!

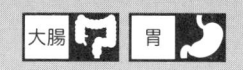

はじめに

胃がんは減っていると言われています。確かに、厚生労働省が毎年発表する人口動態統計によれば、胃がんで命を落とされる方は着実に減少していますが、それでも平成28年には、全国で45，509人の方が亡くなられており、悪性腫瘍による死亡としては肺がんに次いでいます。まだまだ身近ながんであるといえるでしょう。また、日本が高齢化社会になるにつれ、胃がん患者さんの高齢化傾向も顕著であり、治療選択に際して悩ましい問題でもあります。

胃がんが発見されるきっかけは様々だと思います。健康診断で発見される方もいれば、何らかの症状を契機として見つかる方もいると思います。また、この本を手にする理由も千差万別だと思いますが、多くはご自身が、あるいは身近な方が胃がんと診断されてから読まれるものと想像します。診断を聞いた当座は、頭が真っ白になってしまい、記憶がないという方が大勢いらっしゃいます。どうしようと慌ててしまう方も多いと思います。

ただ、急性疾患とは違って、ほとんどの胃がんの方には、ちょっと立ち止まって冷静に考える時間の余裕があります。ご自身の胃がんにはどのような治療が適切か、また治療後にはどうしたらよいか、どのようなことが起こりうるかなど、本書を手にしてじっくり考えていただければと思います。

本書をご覧いただくと、がんといっても、進行度によって治療法が異なることがおわかりいただけるでしょう。たとえば同じ胃がんでも進行度ⅠとⅣでは違う病気です。Ⅰの方は、まず再発する心配はないので、むしろ治療後のQOL（生活の質）が大切です。Ⅳの方は、まずがん細胞をたたくことが最重要ですので、化学療法などをいかに行っていくかがポイントになります。

最近では、外来の初診時に、患者さんのほうから「自分の進行度はどうなっていますか」との質問もよく聞くようになりました。ただ、実際Ⅰ、Ⅱ、Ⅲの方々は、最終的には手術を受けていただき、切除されたものを顕微鏡的に調べて進行度が決定されます。また、手術を前に化学療法が行われることも多くなってきましたが、それはCT検査などにもとづいた予想進行度によっています。

いずれにしても、やはり担当医とよく相談して治療法を決定されること、ご本人や周囲の方々がきちんと状況を理解、納得して治療を受けること、またその後の生活にも対応していただくことが重要だと思います。Ⅳと言われても、「お先真っ暗」ではありません。本書にもあるように治療法はしっかりあります。本書を参考にして、治療中あるいは治療後のライフプランを考え、また周囲の方々とも相談していただければと思います。「頭が真っ白」「お先真っ暗」と、ある瞬間にはなってしまうことはやむをえませんが、本書により、そのような時間が速やかに解決されることを望んでやみません。

なお、私は胃がんを専門領域とするため、本書発刊にあたっては、大腸がんに関する部分については、大腸がんのエキスパートである都立駒込病院の高橋慶一先生にご監修をいただきました。この場を借りて御礼申し上げます。

平成29年9月

東京大学医学部附属病院　胃食道外科　科長　瀬戸泰之

本書の見方

本書では、胃がん、大腸がんの治療を受け、退院後、自宅で療養生活を送る方に向けて、手術後に起こる可能性のある合併症や対応法、副作用や対応法、食事の注意点、気持ちの落ち込みや回復に至るサイクルなど、知っていただきたいこと、注意していただきたいことなどをマンガと図解、文章でご説明しています。

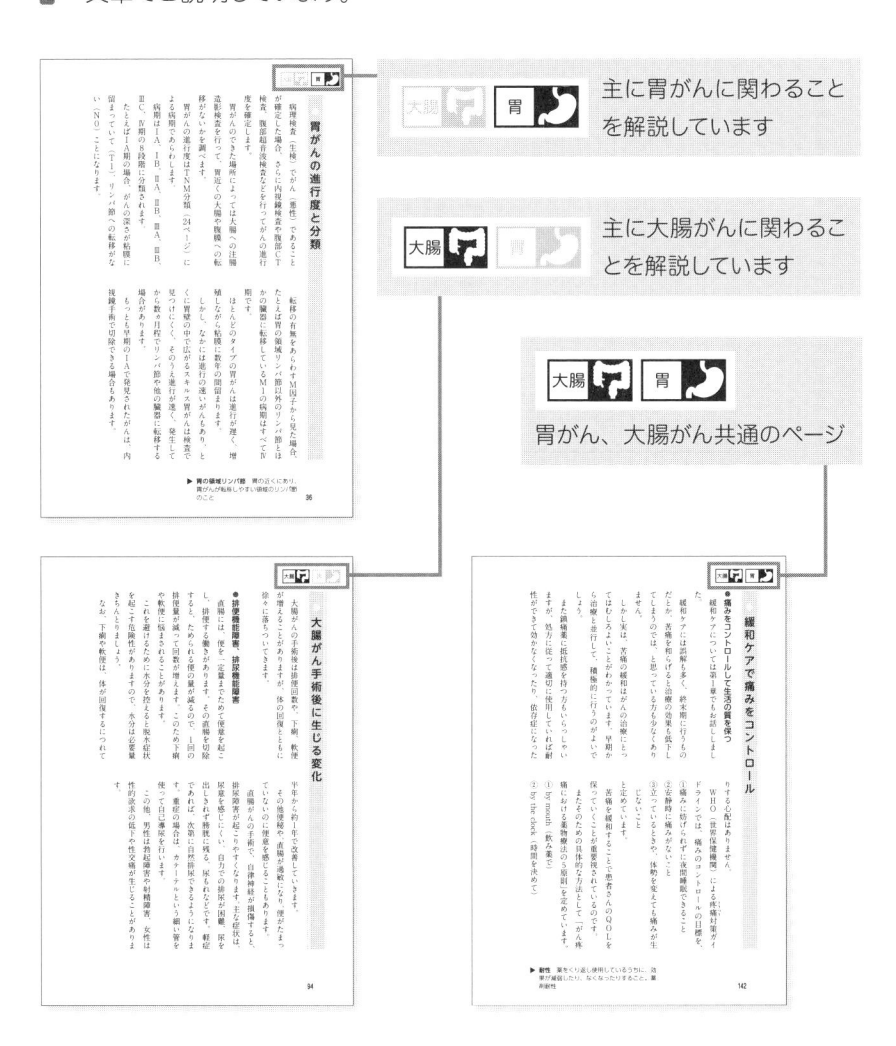

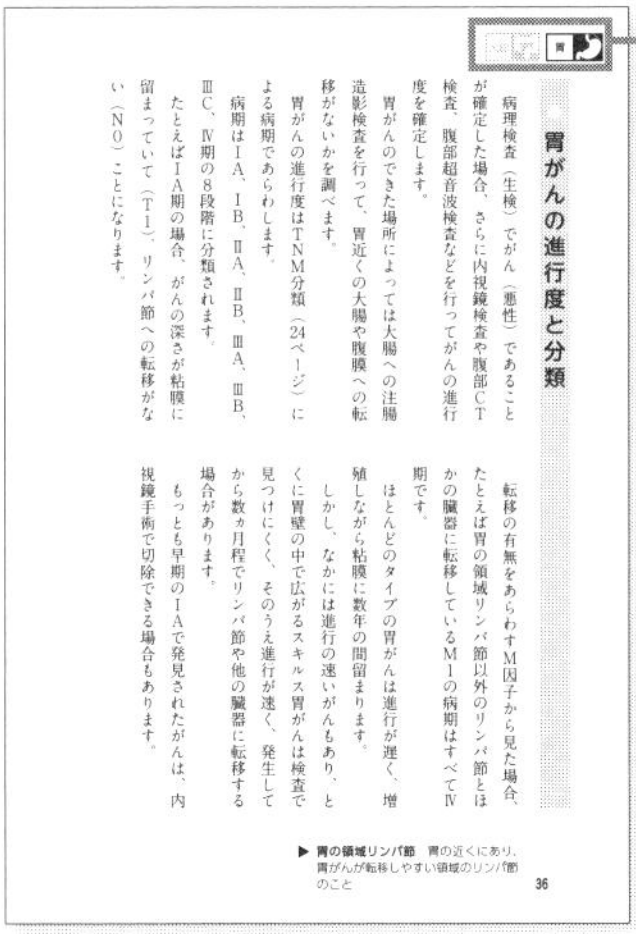
胃がんの進行度と分類

病理検査（生検）でがん（悪性）であることが確定した場合、さらに内視鏡検査や腹部CT検査、腹部超音波検査などを行ってがんの進行度を確定します。

胃がんのできた場所によっては大腸への注腸造影検査を行って、胃近くの大腸や腹膜への転移がないかを調べます。

胃がんの進行度はTNM分類（24ページ）による病期であらわします。

病期はⅠA、ⅠB、ⅡA、ⅡB、ⅢA、ⅢB、ⅢC、Ⅳ期の8段階に分類されます。

たとえばⅠA期の場合、がんの深さが粘膜に留まっていて（T1）、リンパ節への転移がない（N0）ことになります。

転移の有無をあらわすM因子から見た場合、たとえば胃の領域リンパ節以外のリンパ節とほかの臓器に転移しているM1の病期はすべてⅣ期です。

ほとんどのタイプの胃がんは進行が遅く、増殖しながら粘膜に数年の間留まります。

しかし、なかには進行の速いがんもあり、とくに胃壁の中で広がるスキルス胃がんは検査で見つけにくく、そのうえ進行が速く、発生してから数ヵ月程でリンパ節や他の臓器に転移する場合があります。

もっとも早期のⅠAで発見されたがんは、内視鏡手術で切除できる場合もあります。

▶ 胃の領域リンパ節　胃の近くにあり、胃がんが転移しやすい領域のリンパ節のこと

36

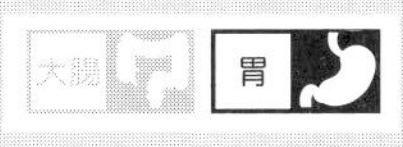

主に胃がんに関わることを解説しています

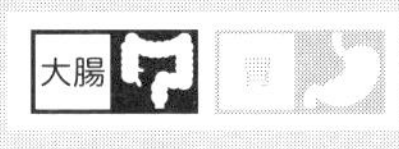

主に大腸がんに関わることを解説しています

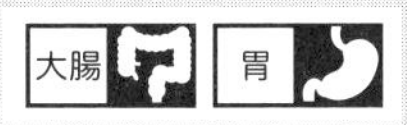

胃がん、大腸がん共通のページ

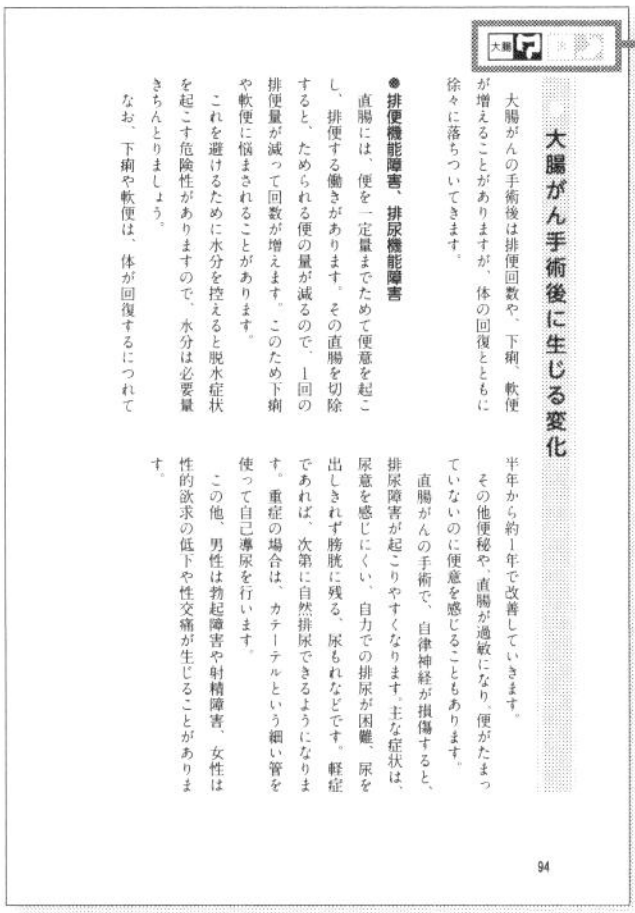
大腸がん手術後に生じる変化

大腸がんの手術後は排便回数や、下痢、軟便が増えることがありますが、体の回復とともに徐々に落ちついてきます。

●排便機能障害、排尿機能障害

直腸には、便を一定量までためて便意を起こし、排便する働きがあります。その直腸を切除すると、ためられる便の量が減るので、1回の排便量が減って回数が増えます。このため下痢や軟便に悩まされることがあります。

これを避けるために水分を控えると脱水症状を起こす危険性がありますので、水分は必要量きちんととりましょう。

なお、下痢や軟便は、体が回復するにつれて半年から約1年で改善していきます。

その他便秘や、直腸が過敏になり、便がたまっていないのに便意を感じることもあります。

直腸がんの手術で、自律神経が損傷すると、排尿障害が起こりやすくなります。主な症状は、尿意を感じにくい、自力での排尿が困難、尿を出しきれず膀胱に残る、尿もれなどです。軽症であれば、次第に自然排尿できるようになります。重症の場合は、カテーテルという細い管を使って自己導尿を行います。

この他、男性は勃起障害や射精障害、女性は性的欲求の低下や性交痛が生じることがあります。

94

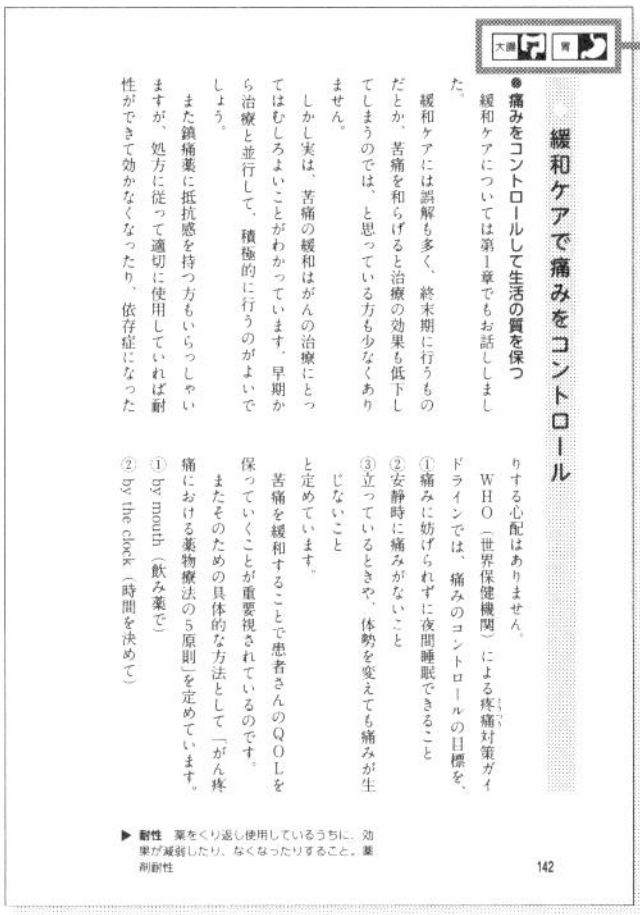
緩和ケアで痛みをコントロール

●痛みをコントロールして生活の質を保つ

緩和ケアについては第1章でもお話ししました。

緩和ケアには誤解も多く、終末期に行うものだとか、苦痛を和らげると治療の効果も低下してしまうのでは、と思っている方も少なくありません。

しかし実は、苦痛の緩和はがんの治療にとってはむしろよいことがわかっています。早期から治療と並行して、積極的に行うのがよいでしょう。

また鎮痛薬に抵抗感を持つ方もいらっしゃいますが、処方に従って適切に使用していれば耐性ができて効かなくなったり、依存症になったりする心配はありません。

WHO（世界保健機関）による疼痛対策ガイドラインでは、痛みのコントロールの目標を、

①痛みに妨げられずに夜間睡眠できること
②安静時に痛みがないこと
③立っているときや、体勢を変えても痛みが生じないこと

と定めています。

苦痛を緩和することで患者さんのQOLを保っていくことが重要視されているのです。

またそのための具体的な方法として「がん疼痛における薬物療法の5原則」を定めています。

① by mouth（飲み薬で）
② by the clock（時間を決めて）

▶ 耐性　薬をくり返し使用しているうちに、効果が減弱したり、なくなったりすること。薬剤耐性

142

第1章 胃がん・大腸がんの基礎知識

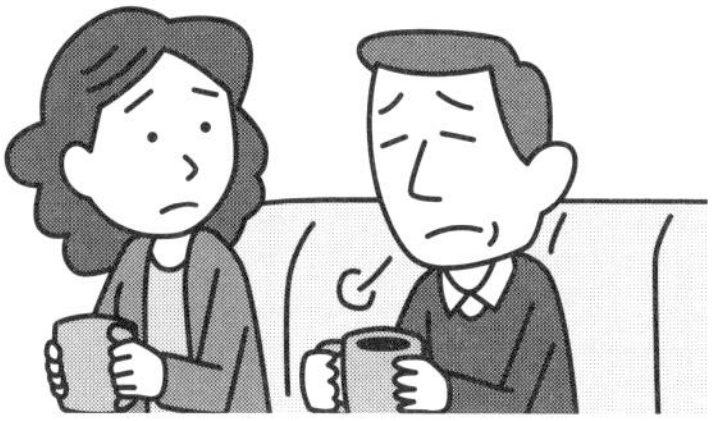

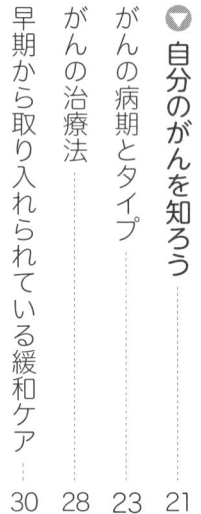

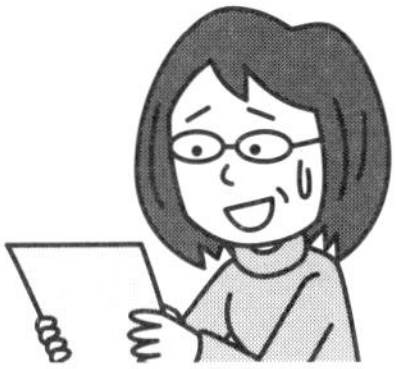

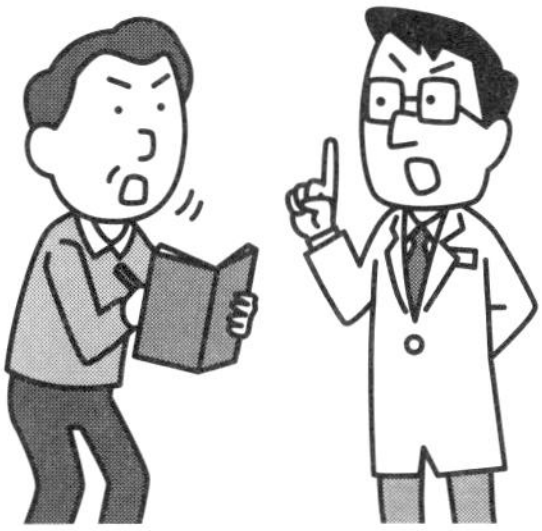

第2章 手術後の過ごし方

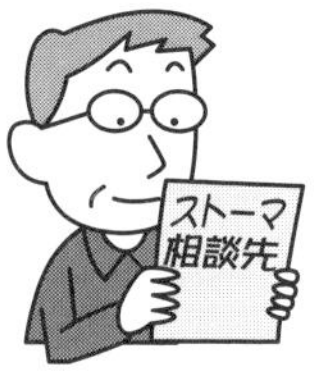

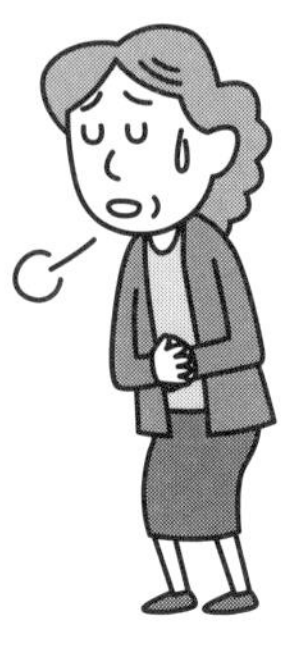

第3章 再発・転移についての知識

第4章 いきいきとした人生を

編集協力　井澤由里子
山川寿美恵
山本香織
装丁・ＤＴＰ　ホップボックス
漫画　風間康志

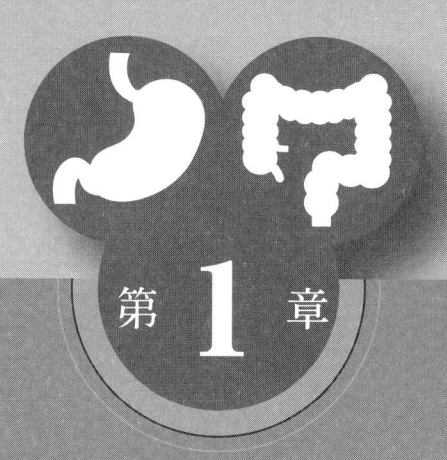

第1章

胃がん・大腸がんの基礎知識

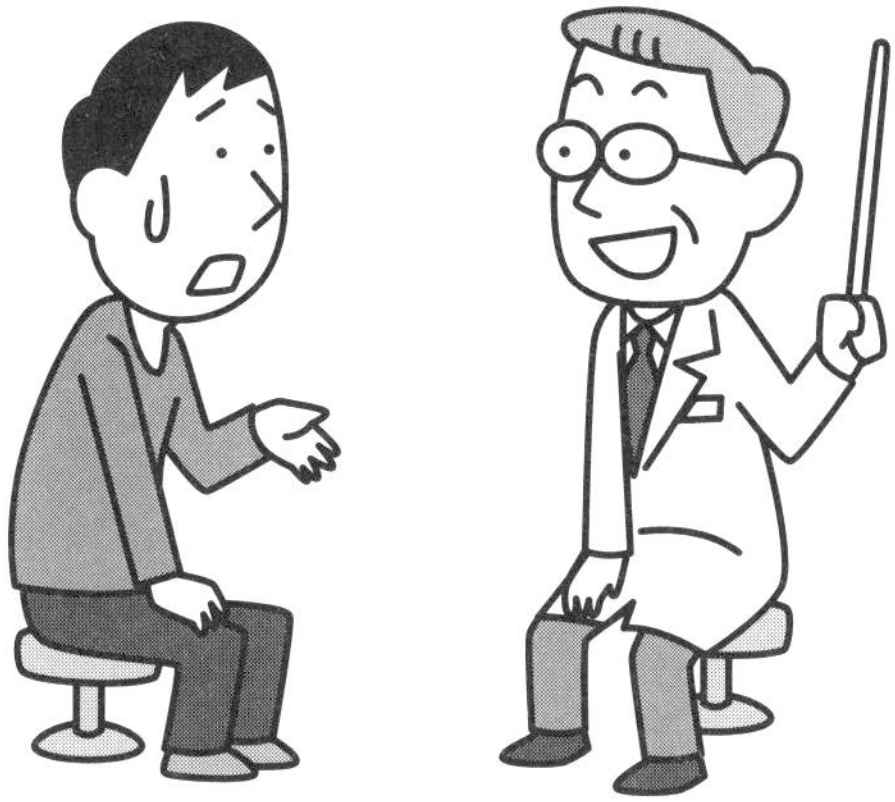

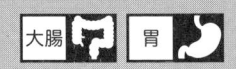

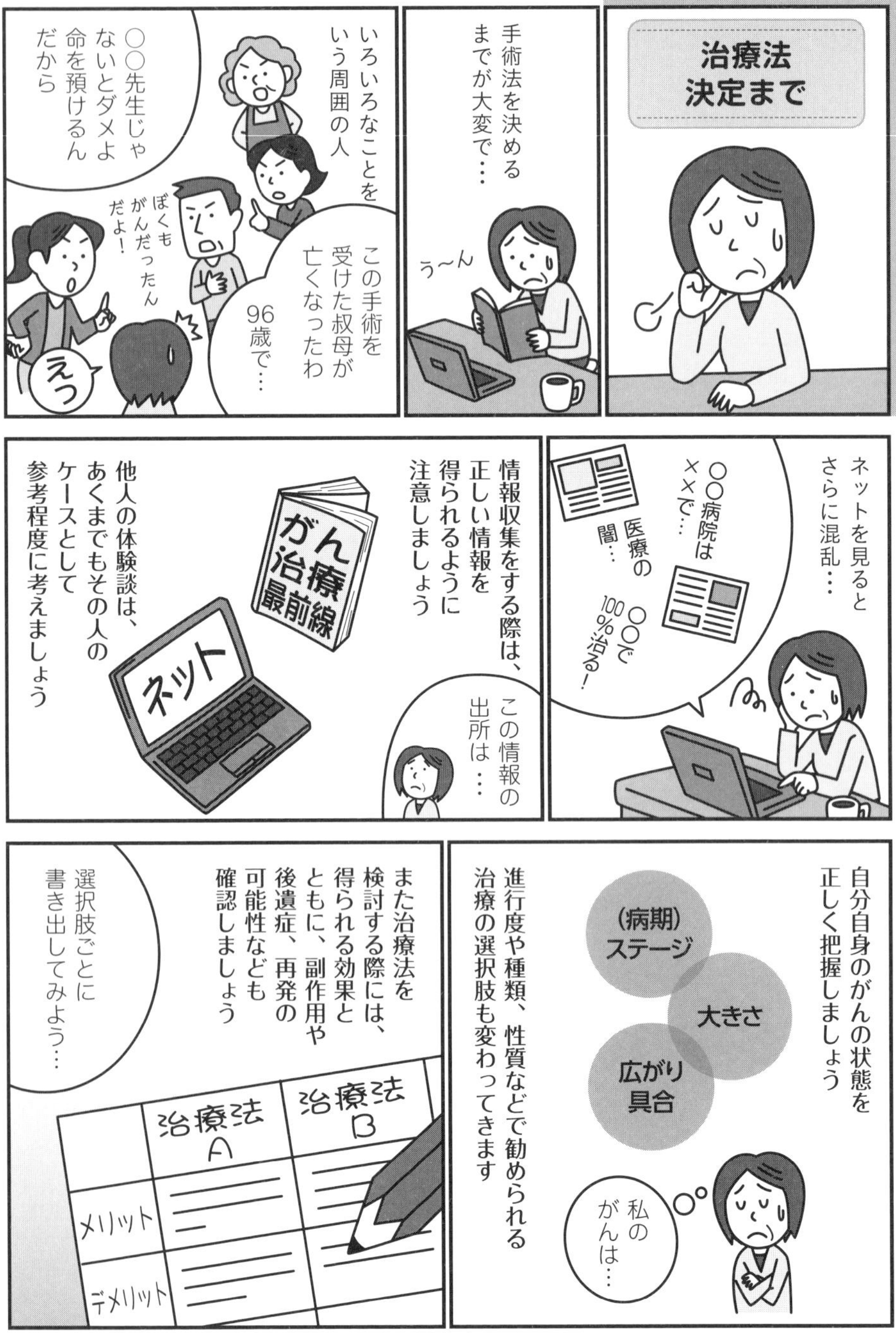
治療法決定まで
手術法を決めるまでが大変で…
う〜ん
いろいろなことをいう周囲の人
この手術を受けた叔母が亡くなったわ
96歳で…
ぼくもがんだったんだよ!
○○先生じゃないとダメよ命を預けるんだから
えっ
ネットを見るとさらに混乱…
○○病院は××で…
医療の闇…
○○で100%治る!
情報収集をする際は、正しい情報を得られるように注意しましょう
がん治療最前線
ネット
この情報の出所は…
他人の体験談は、あくまでもその人のケースとして参考程度に考えましょう
自分自身のがんの状態を正しく把握しましょう
(病期)ステージ
大きさ
広がり具合
私のがんは…
進行度や種類、性質などで勧められる治療の選択肢も変わってきます
また治療法を検討する際には、得られる効果とともに、副作用や後遺症、再発の可能性なども確認しましょう
選択肢ごとに書き出してみよう…
治療法A
治療法B
メリット
デメリット

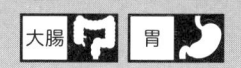

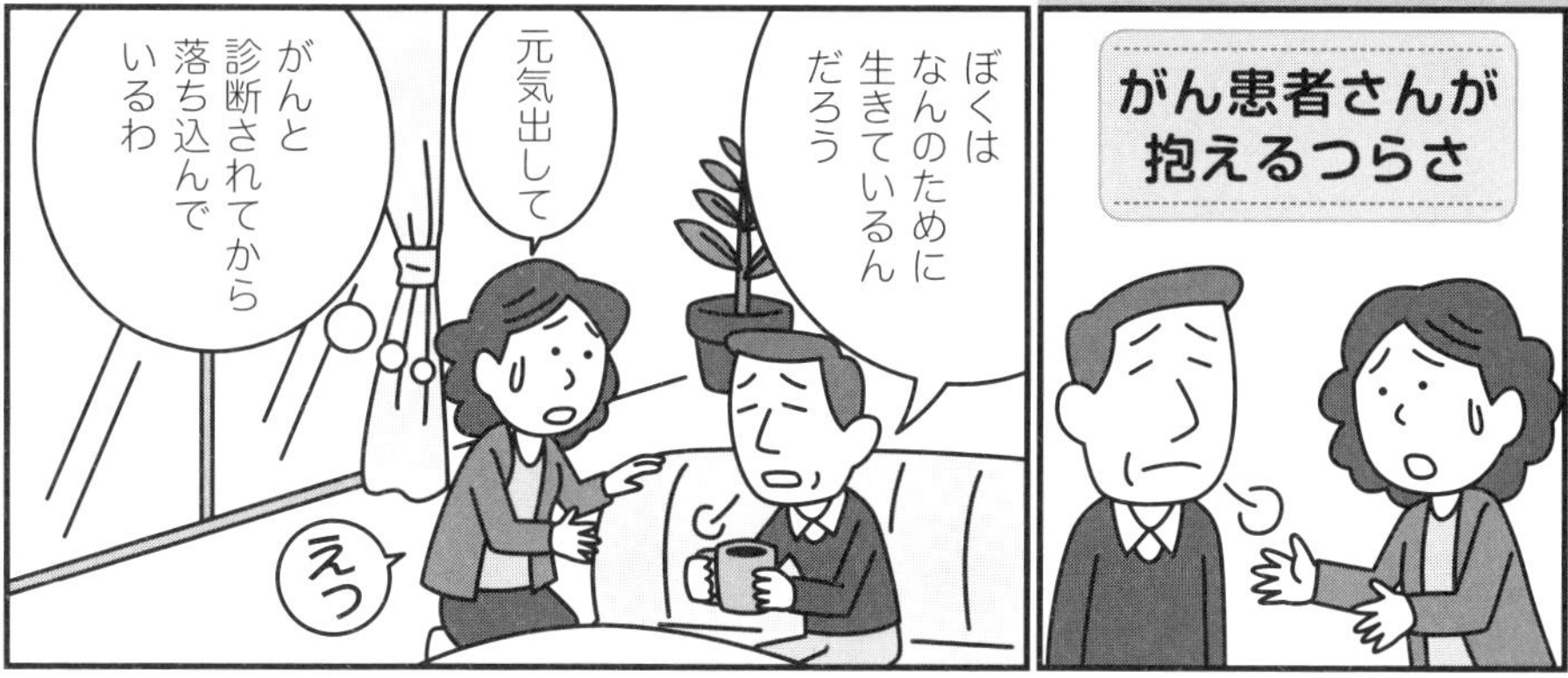
がん患者さんが抱えるつらさ
ぼくはなんのために生きているんだろう
元気出して
がんと診断されてから落ち込んでいるわ
えっ

がん患者さんの苦痛は身体のつらさだけではありません
がん患者さんは抑うつなど、精神の不調を抱えることも多いのです
これをトータルペイン（全人的な痛み）といいます。

全人的な痛み
トータルペイン

身体的苦痛
体の痛み、倦怠感、不眠、生活動作での痛み など

精神的苦痛
不安、いら立ち、うつ状態、孤独感、恐れ など

社会的苦痛
経済面、仕事、人間関係、家族関係、交友関係の変化 など

スピリチュアルな痛み
人生の意味への問い、自責の念、苦しみの意味、死への恐怖 など

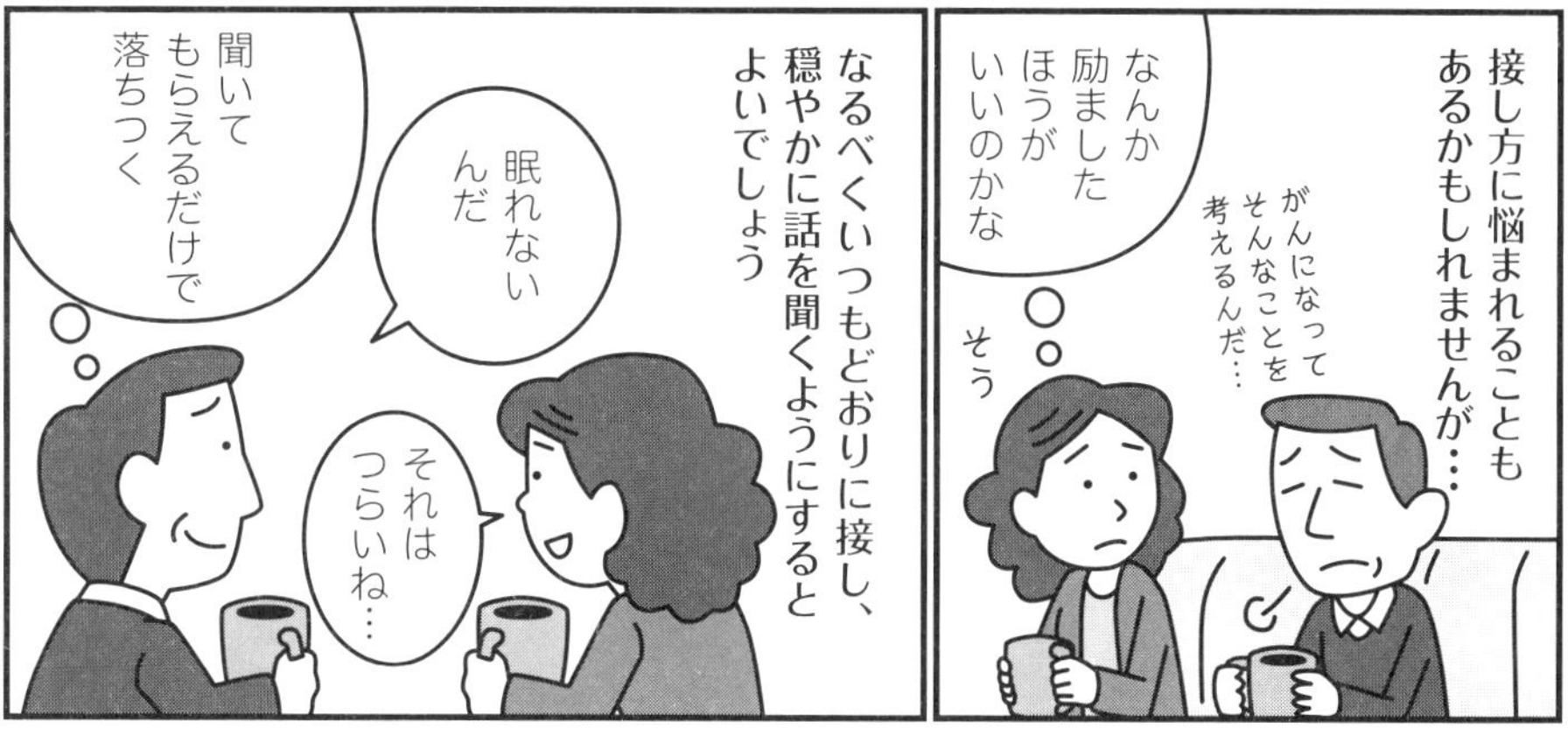
接し方に悩まれることもあるかもしれませんが…
なんか励ましたほうがいいのかな
がんになってそんなことを考えるんだ…
そう
なるべくいつもどおりに接し、穏やかに話を聞くようにするとよいでしょう
聞いてもらえるだけで落ちつく
眠れないんだ
それはつらいね…

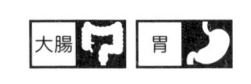

●病気と冷静に向き合うために

精密検査を受け、診断を待っている間は不安でいっぱいです。ましてやがんと告げられたときはショックを受けることでしょう。

医師の説明が頭に入らなかったという人、どのように帰宅したか覚えていないという人もいらっしゃいます。

告知は大きな衝撃ですが、その後がん患者さんの気持ちは、少しずつ変化していきます。

告知された直後の2～4週間はショックで何も考えられず、不安になる人が多いでしょう。なかにはうつ状態になる人、現状を受け止めきれず適応障害になる人もいます。

「治療は痛いのだろうか」「仕事は続けられるのだろうか」「家族はどうなるのか」とさまざまな心配事が浮かんできます。

ただし、このような状況の中でも日常は続きます。そのなかで多くの人は、徐々に冷静な気持ちを取り戻し、相談先や、自分に合った治療法を探したり、病気と向き合って行こうと考えたりするようになります。

最初は知らないこと、わからないことが多くても、医療者の説明を受けたり、書籍やインターネットの情報を読んだりしながら情報を集めているうちに、自分の病気の状態が少しずつわかってきます。ご本人に代わって、家族や知人が調べてもよいでしょう。

がんは怖いという印象を持っている人は多いでしょう。しかし、がんについて正しい知識が

がん患者さんの気持ちの変化

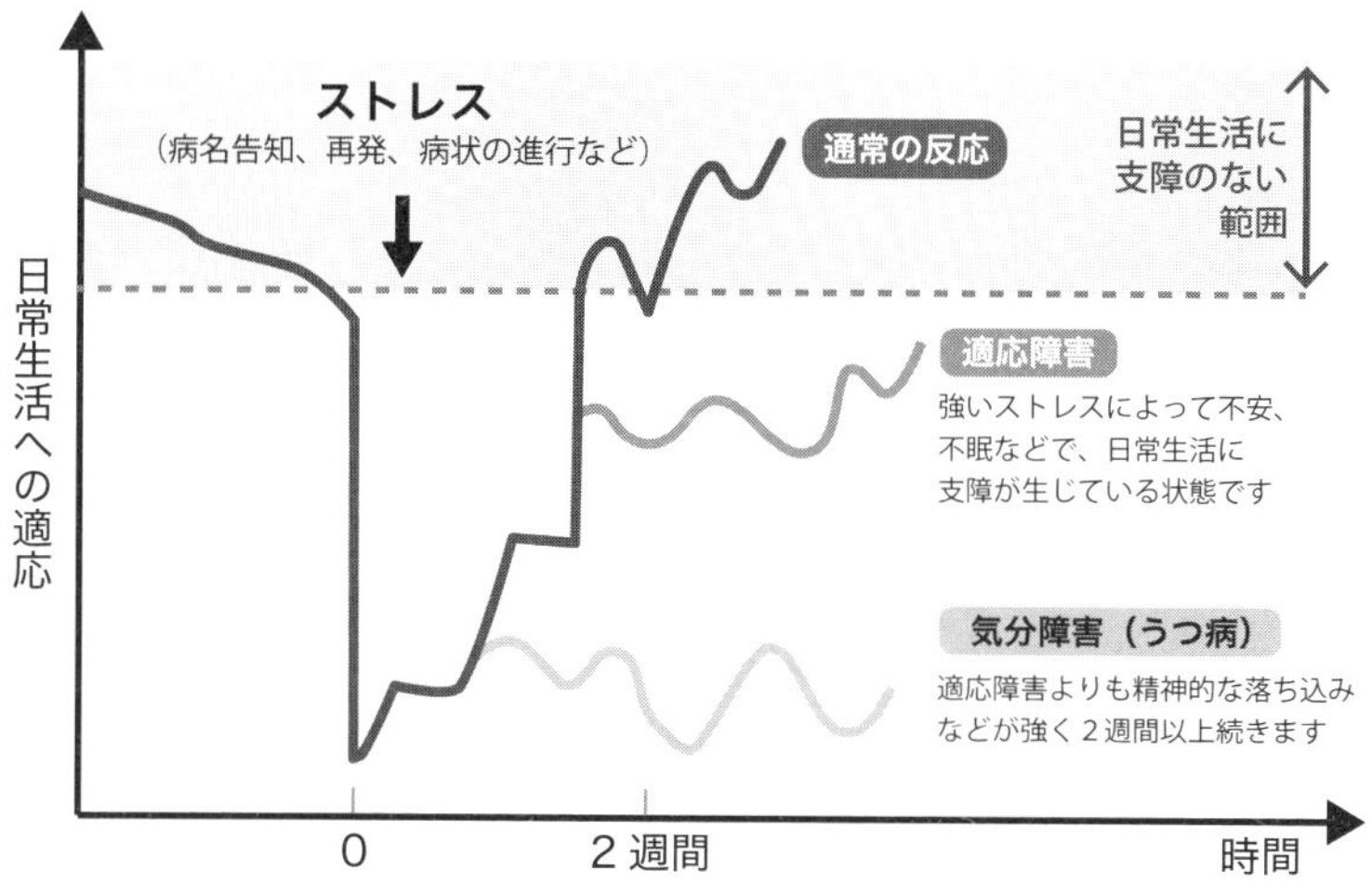

（国立がん研究センターがん情報サービス「患者必携 がんになったら手にとるガイド 普及新版」より作成）

増えてくると、たとえ苦痛があってもそれが一時的なものであったり、痛みを緩和する方法があることなどがわかってきます。

どのような治療の選択肢があるのか、どのようなことが起こりうるのか、どのようなことに注意すればよいのか、知識が増えてそうしたことがわかるようになると、不安も整理されてきます。漠然とした不安感が、具体的な疑問に変わってくるのです。ですから病気と冷静に向き合うためには、知識を持つことが有効なのです。

本書では、胃がん、大腸がんのメカニズムや治療法、そして、手術後の体調管理について、みなさんに知っていただきたい事柄を紹介していきます。

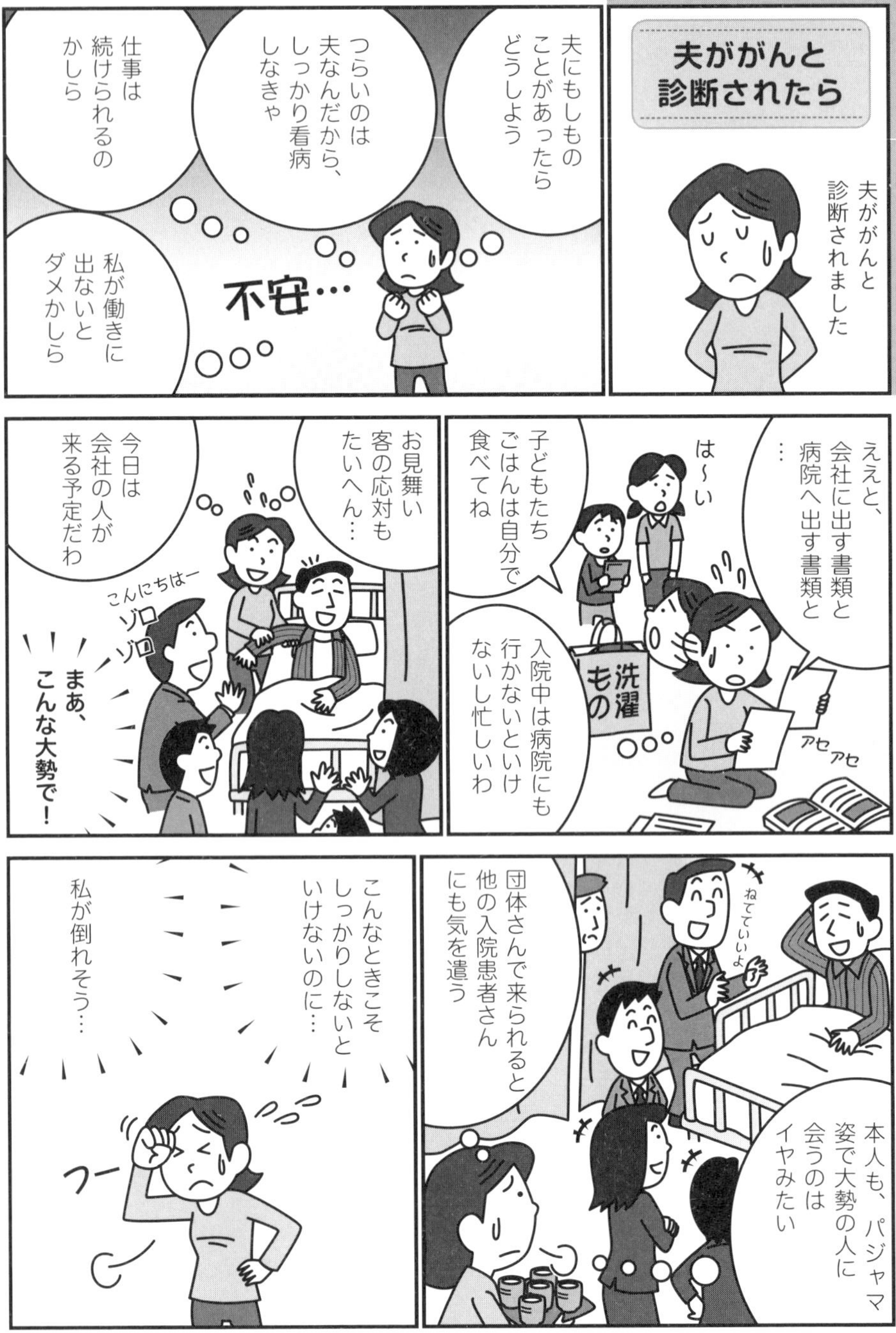
夫ががんと診断されたら
夫ががんと診断されました
夫にもしものことがあったらどうしよう
つらいのは夫なんだから、しっかり看病しなきゃ
仕事は続けられるのかしら
私が働きに出ないとダメかしら
不安…
ええと、会社に出す書類と病院へ出す書類と…
は〜い
子どもたちごはんは自分で食べてね
入院中は病院にも行かないといけないし忙しいわ
洗濯もの
アセアセ
お見舞い客の応対もたいへん…
今日は会社の人が来る予定だわ
こんにちはー
ゾロゾロ
まあ、こんな大勢で！
本人も、パジャマ姿で大勢の人に会うのはイヤみたい
団体さんで来られると他の入院患者さんにも気を遣う
ねてていいよ
こんなときこそしっかりしないといけないのに…
私が倒れそう…
フー

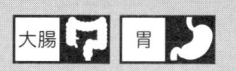

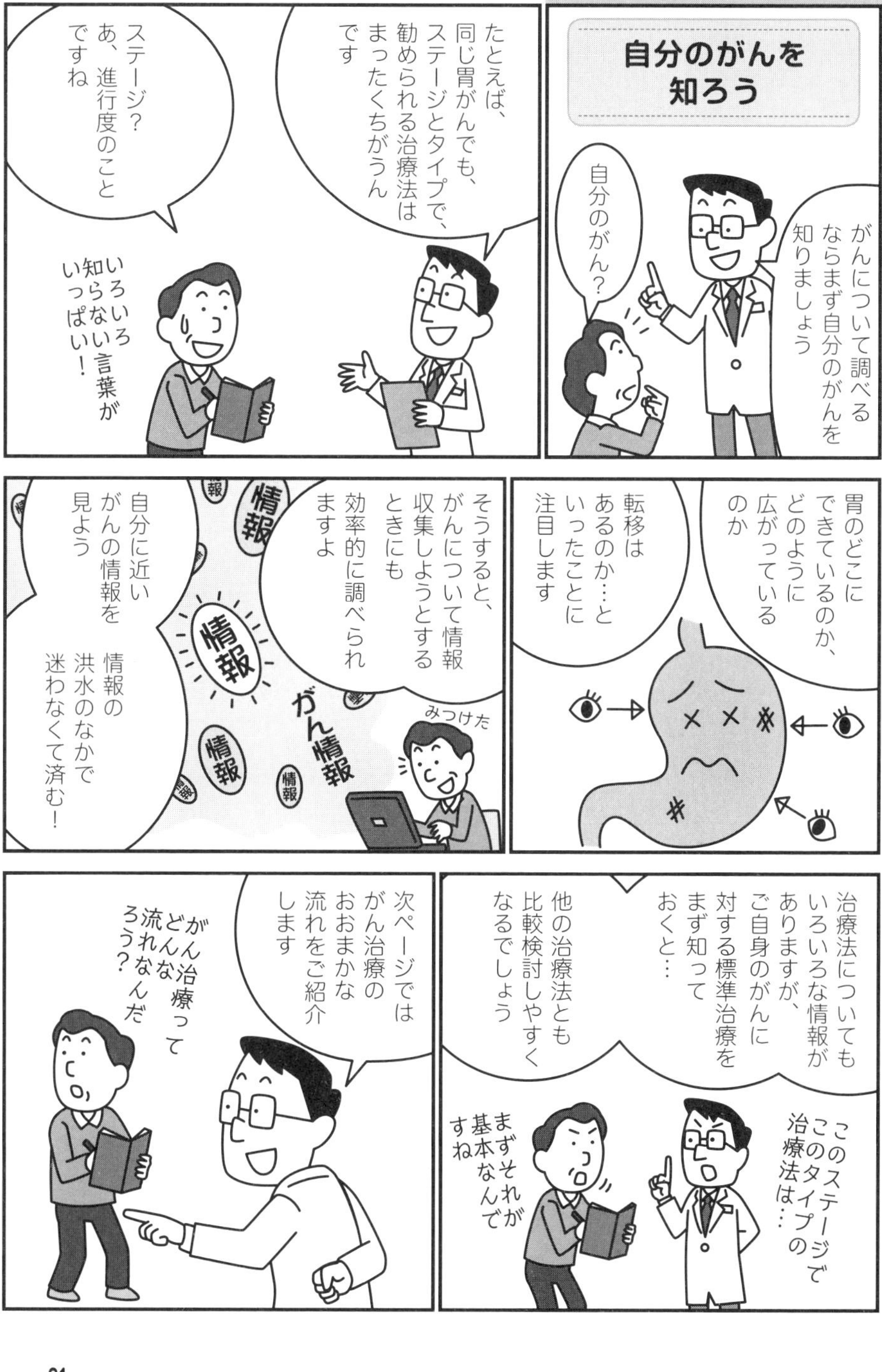
自分のがんを知ろう
がんについて調べるならまず自分のがんを知りましょう
自分のがん？
たとえば、同じ胃がんでも、ステージとタイプで、勧められる治療法はまったくちがうんです
ステージ？あ、進行度のことですね
いろいろ知らない言葉がいっぱい！
胃のどこにできているのか、どのように広がっているのか
転移はあるのか…といったことに注目します
そうすると、がんについて情報収集しようとするときにも効率的に調べられますよ
自分に近いがんの情報を見よう
情報の洪水のなかで迷わなくて済む！
情報
がん情報
みつけた
治療法についてもいろいろな情報がありますが、ご自身のがんに対する標準治療をまず知っておくと…
他の治療法とも比較検討しやすくなるでしょう
このステージでこのタイプの治療法は…
まずそれが基本なんですね
次ページではがん治療のおおまかな流れをご紹介します
がん治療ってどんな流れなんだろう？

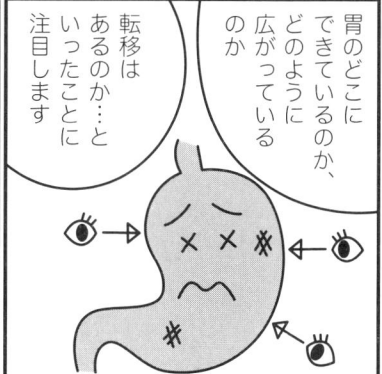

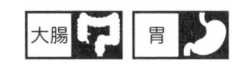

胃がん・大腸がんの治療の流れ

がんの疑い 自覚症状・健康診断など

↓

精密検査

病理検査、内視鏡検査 など

↓

確定診断・病名告知

↓

治療法の選択

治療

入院 入院期間は、病状や手術方法によっても異なりますが、一般的に開腹手術（平均 14 ～ 25 日）より腹腔鏡下手術（平均 10 日～ 18 日）のほうが短期間で済みます。

退院後通院 抗がん剤治療はほとんどが、通院による外来診療で行われますが、安全のために初回のみ入院が必要になることもあります。

一次治療の効果をみて、続けて二次的、三次的な治療を行うこともあります。再発リスクを低減する目的で追加治療を行うこともあります。

↓

経過観察 → **再発の疑い 検査・告知** → **治療** → **終末期のケア**

治癒

一般的には治療後 5 年間再発がなければ完治したと考えられます。しかし、再発しないと決まったわけではなく、この後に再発する可能性もあります。また新たにがんが発生するリスクはがん未経験の人と同じなので、引き続き定期的な健康診断は必要です。

終末期のケア

積極的に行うべき有効な治療法がない場合にこの言葉が使われます。できるだけ心身の苦痛をとりのぞき QOL（生活の質）を高める治療を行います。

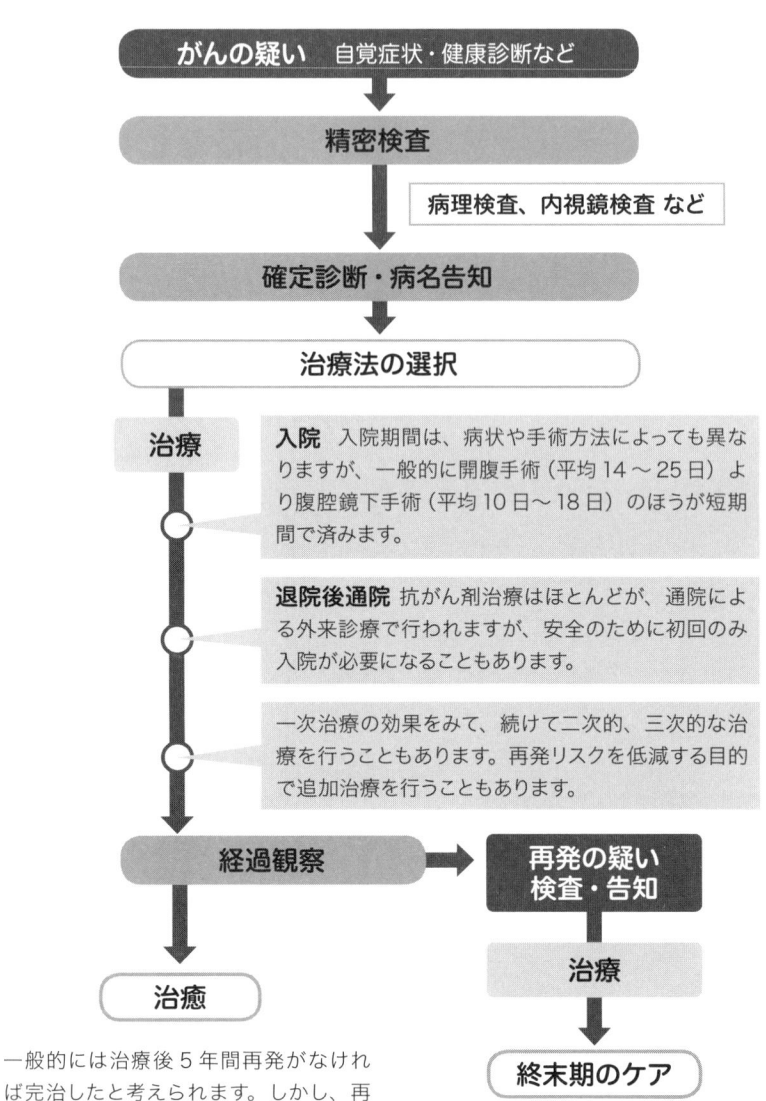

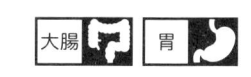

がんの病期とタイプ

がんについて知識を身につけようと思われた場合、最初に把握していただきたいのは、ご自身のがんがどのようながんかということです。「私は胃がんです」「私は大腸がんです」といっても、実はそれぞれのタイプや進行度で治療法は大きく異なります。ですから、同じ種類のがんを患っている患者さん同士でも勧められる治療がまったく違う場合があります。

●がんは細胞からできる

がんは「悪性腫瘍」「悪性新生物」とも呼ばれ、もともとは私たちの体の細胞です。

私たちの体は、たくさんの細胞からできています。そして細胞が分裂してコピーを作り、新しい細胞が生まれ、体を構成する組織や、臓器が作られます。それぞれの細胞には情報を伝えるための遺伝子があります。細胞が正常にコピーされていればなんの問題もありませんが、ときには遺伝子の突然変異によってコピーミスが起こることもあります。

コピーミスで異常な細胞ができても、体に備わっている異物を排除するしくみ（免疫機能）が働いて、異常な細胞はすぐに消されてしまいます。しかし免疫機能が弱っていたり、なんらかの原因でこれを消せないと、異常な細胞ががん化して増殖してしまいます。これががんの始まりです。

正常な細胞は増殖しすぎると増殖が抑制さ

れ、必要以上には増えませんが、がん細胞にはそうした抑制が効かず、どんどん増えてしまいます。また、場所を変えて他の部位に移って増殖することもあります。

がん細胞は正常な細胞の栄養を奪って衰えさせ、体の組織の働きを妨げてしまいます。

このように発生、増殖するがんですが、がんをどのように治療していくか検討する際は、病期（ステージ）という考え方が必要になります。

●病期（ステージ）

がんのステージという言葉を聞いたことがある人も多いのではないでしょうか。がんの進行の度合いを、0～Ⅳ期の5つの段階であらわす言葉です。

0期はがんが小さく、浸潤《しんじゅん》（25ページ）も少ない状態で、Ⅳ期に近づくほどがんが広がっていることを示します。病期の判断基準となるのは、国際対がん連合が定める次の3つの因子（TNM分類）です。

T因子　Tは原発腫瘍（primary Tumor）のことで、がんの浸潤の程度を示します。

N因子　Nは所属リンパ節（regional lymph Nodes）の転移の程度を示します。

M因子　Mは遠隔転移（distant Metastasis）のことで、他の臓器への転移の有無を示します。

▶ **国際対がん連合**　世界的な対がん組織連合。1933年に設立され、現在、世界の155カ国から800団体が参加

●がんの大きさ、深達度《しんたつど》

ＴＮＭ分類の説明で、聞きなれない言葉が出てきましたので、順番にご説明します。

がんの深達度は、がんが早期か進行性かを判断する基準になります。

がんが発生してから直径１㎝ほどの大きさになるまでは比較的時間がかかりますが、１㎝を超えると増殖のスピードはそれまでよりも速くなります。

また、一般的に１㎝未満のがんは見つけにくいものです。最近では検査法の発達から５㎜ほどの大きさで発見されることも増えてきました。

がんはどんどん増殖して大きくなりますから、単純に大きさを見た場合は、小さいほど早期がんと考えることができます。

しかし大きさだけではなく、同時に深達度を見る必要があります。

臓器にできたがんは、臓器の内腔の粘膜から浸み込むように増殖していくことがあります。これを浸潤《しんじゅん》といいます。そしてその浸潤の度合いを、深達度と呼びます。

胃や大腸などの臓器の粘膜（胃壁、大腸壁）には５つの層があります。がんは、臓器の内側の粘膜に発生して、粘膜下層に浸潤し、外側に広がっていきます。

がん細胞がそれほど浸潤せず、粘膜の下層までで留まっていれば早期がんと考えることができます。逆に、がん細胞が粘膜下層より深部に浸潤している状態は、進行がんと見ることができます。

胃壁・大腸壁の構造

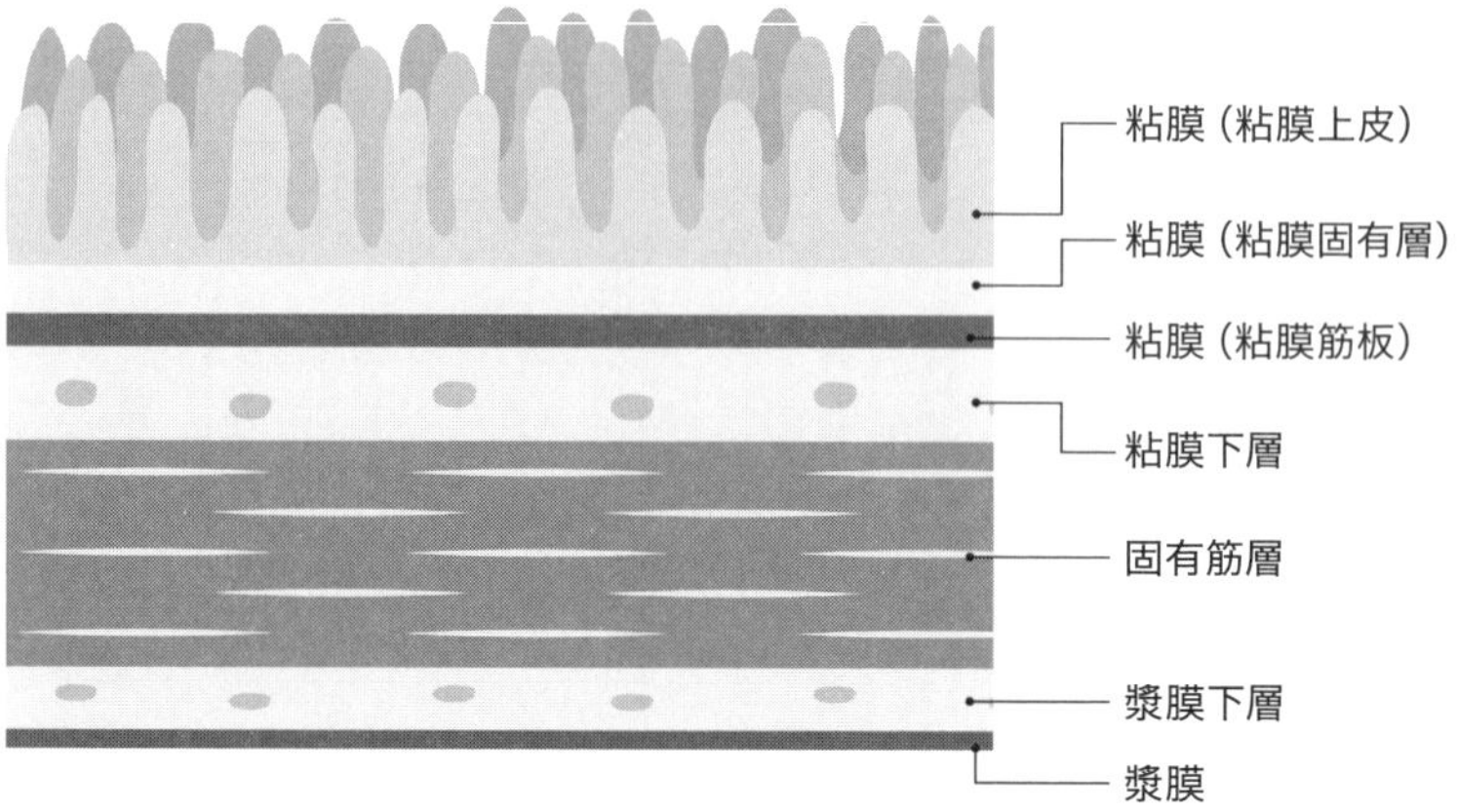
粘膜（粘膜上皮）
粘膜（粘膜固有層）
粘膜（粘膜筋板）
粘膜下層
固有筋層
漿膜下層
漿膜

胃がん・大腸がんの浸潤と進行

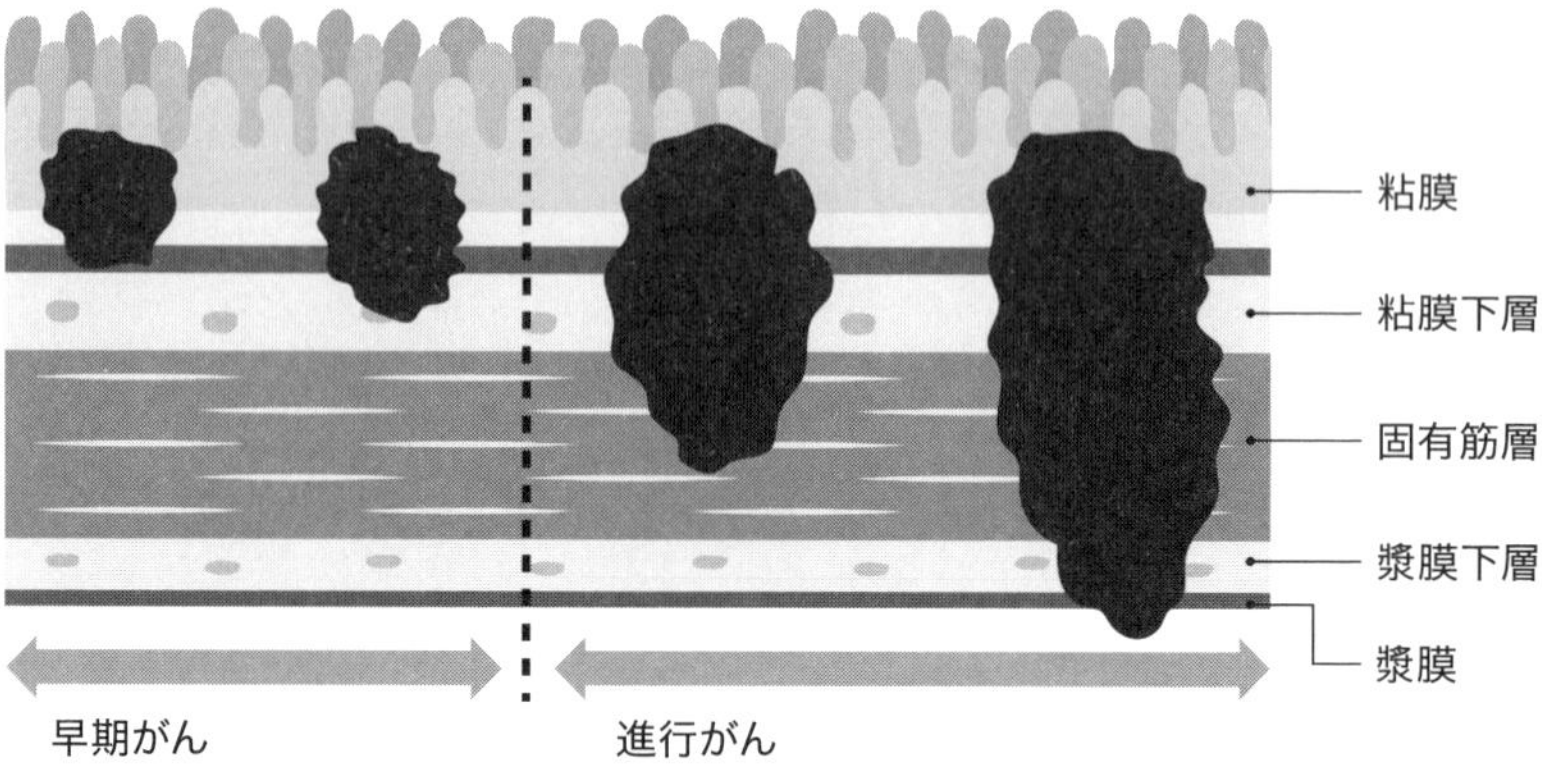
粘膜
粘膜下層
固有筋層
漿膜下層
漿膜

早期がん
がんの浸潤が、粘膜下層におさまっています。

進行がん
がんの浸潤が固有筋層より下に及んでいます。

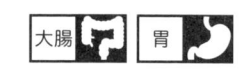

●転移

発見されたがんが、見つかった部位だけではなく、他の部位にも発生していることがあります。これを「転移」といい、がんがそれなりに進行していることをあらわします。

転移は、がん細胞が最初に発生した場所（原発《げんぱつ》巣《そう》）から、血管やリンパ管に入り込み、血液やリンパ液の流れに乗って、別の臓器や器官に移動し、そこで増えて起こります。「遠隔転移」ともいいます。

血液の流れに乗って遠隔転移することを「血行性転移」といいます。主に、肺や肝臓、脳、骨などの、血液の流れが豊富な場所への転移が多く見られます。

なお、リンパ管は、血管と同様に、体の中に網の目状に広がっている管です。リンパ管の中にはリンパ液が流れ、リンパ管の随所にはリンパ節があります。リンパ節は、免疫器官の一つで、体内に入った細菌やウイルス、変質した自分の細胞などをチェックして攻撃、排除する働きをしています。

リンパ節への転移は、「リンパ節転移（リンパ行性転移）」といいます。

リンパ節の大きさは通常、1～25㎜ほどですが、感染症、免疫異常、血液のがん、がんの転移などによって大きく腫れることがあります。

播種《はしゅ》はがん細胞の増殖のしかたで、体の中で種をまいたようにバラバラと広がることです。臓器の壁を超えて、腹膜に転移している状態を「腹膜播種」または、「腹膜転移」といいます。

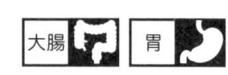

がんの治療法

がんの主な治療法

がん治療の中心は開腹手術や腹腔鏡による手術（外科治療）、また内視鏡による手術、抗がん剤による薬物療法（化学療法など）、そして放射線を照射して行う放射線治療です。

手術（外科治療）

●開腹手術

胃がん、大腸がんの治療で中心となる手術法です。メスで皮膚を切開して、がん細胞や、転移の可能性がある周囲のリンパ節などを切除します。

●腹腔鏡下手術

「腹腔鏡下手術」では腹部にあけた5ヵ所程の小さな傷（孔《あな》）からカメラと手術機器を挿入し、モニターを見ながら手術を行います。

内視鏡治療

胃カメラや大腸内視鏡で病変（ポリープなど）を摘除します。早期がんに対して行います。内視鏡検査で見つけた病変を器具を使ってその場で切除できるケースもあります。

薬物療法（化学療法など）

がんが進行していたり、広範囲に広がっていたり、全身に症状があり、外科治療では対応が難しい場合に、抗がん剤など全身に作用する薬物を使った治療を行います。根治を目指すよりは、がんの縮小や増殖の抑制をして全身の状態を良くする目的で行います。

胃がん、大腸がんに用いられる薬物療法では主に手術前と手術後に行うものがあります。「術前化学療法」は手術前に抗がん剤を使用しがんの縮小を狙います。「術後補助化学療法」は進行がんの根治手術後に使用し、再発のリスクを低減させます。その他再発時に行う化学療法があります。

放射線治療

放射線をがん組織に照射して、細胞が分裂して増える際に必要なＤＮＡ（遺伝子）に作用させてがん細胞の分裂、増加を抑えたり、がん細胞が自滅する現象を促します。

局所療法と全身療法

外科手術や放射線治療のようにがんの患部を中心に局所的に治療を行うものを「局所療法」といいます。

これに対して「全身療法」は、主に薬物療法（化学療法）によって抗がん剤やホルモン剤などの治療薬を全身にいきわたらせて治療を行います。

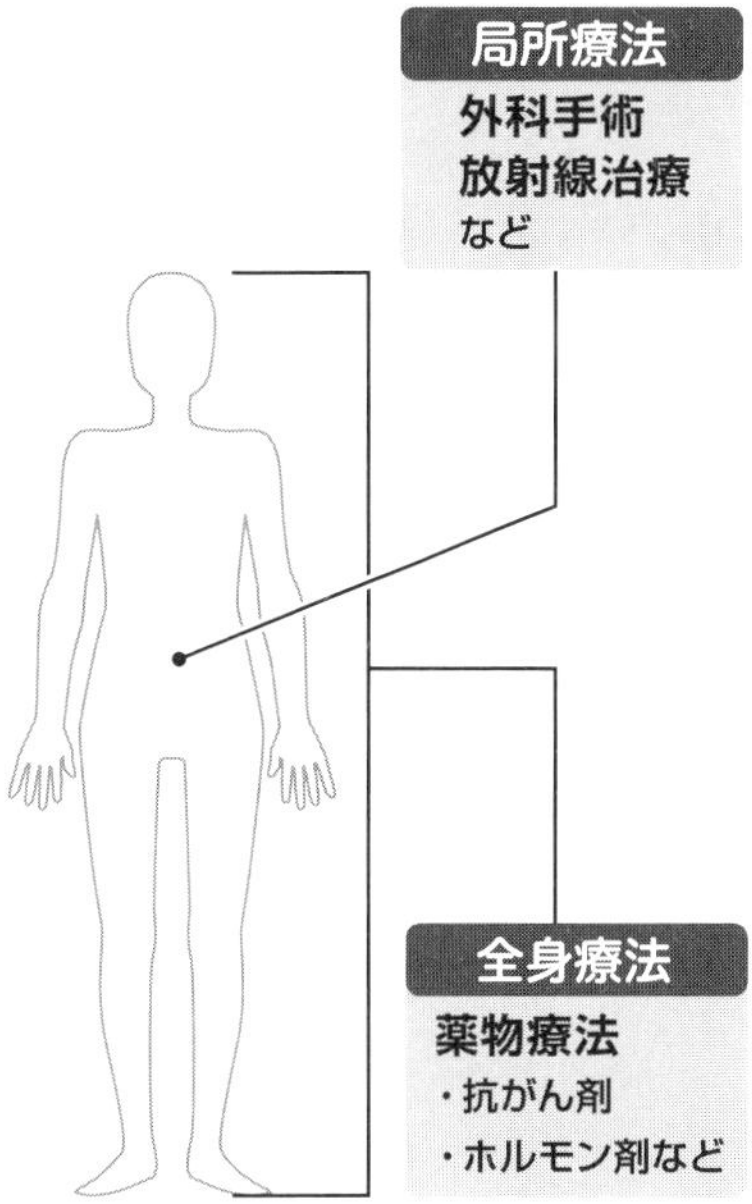

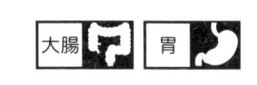

早期から取り入れられている緩和ケア

がん患者さんからよく聞かれる悩みの一つが痛みです。がんの痛みのことを「がん性疼痛《とうつう》」といいます。

また、治療によっては、痛みの他に倦怠感、疲れやすさ、吐き気などの不快な症状が生じることがあります。このような状態が続くと、がん患者さんも疲労が大きく、治療に影響してしまうこともあります。

このような症状を軽減する目的で行われるのが緩和ケアです。緩和ケアとは、一言でいうと「病気に伴う心と体の痛みを和らげること」（厚生労働省緩和ケア推進検討会）と定義されています。ですから肉体的な痛みだけではなく、心理的な苦痛もケアします。

現代では、「療養生活の質」が「がんを治す」ことと同じように大切だと考えられています。そして実際に、心や体の状態が安定していると治療効果が高まることもわかっています。

必要に応じて、早期から、緩和ケアや精神科治療を積極的に取り入れることは治療の主流になっているのです。

緩和ケアでは、鎮痛剤、麻酔薬、向精神薬、抗不安薬の使用やカウンセリングなどがあり、がん治療期間を通じての不安や落ち込みなどの精神症状、治療前後の痛みなどの身体症状、放射線治療や抗がん剤治療による副作用の緩和、痛み、だるさなどさまざまな症状の緩和に取り入れられています。

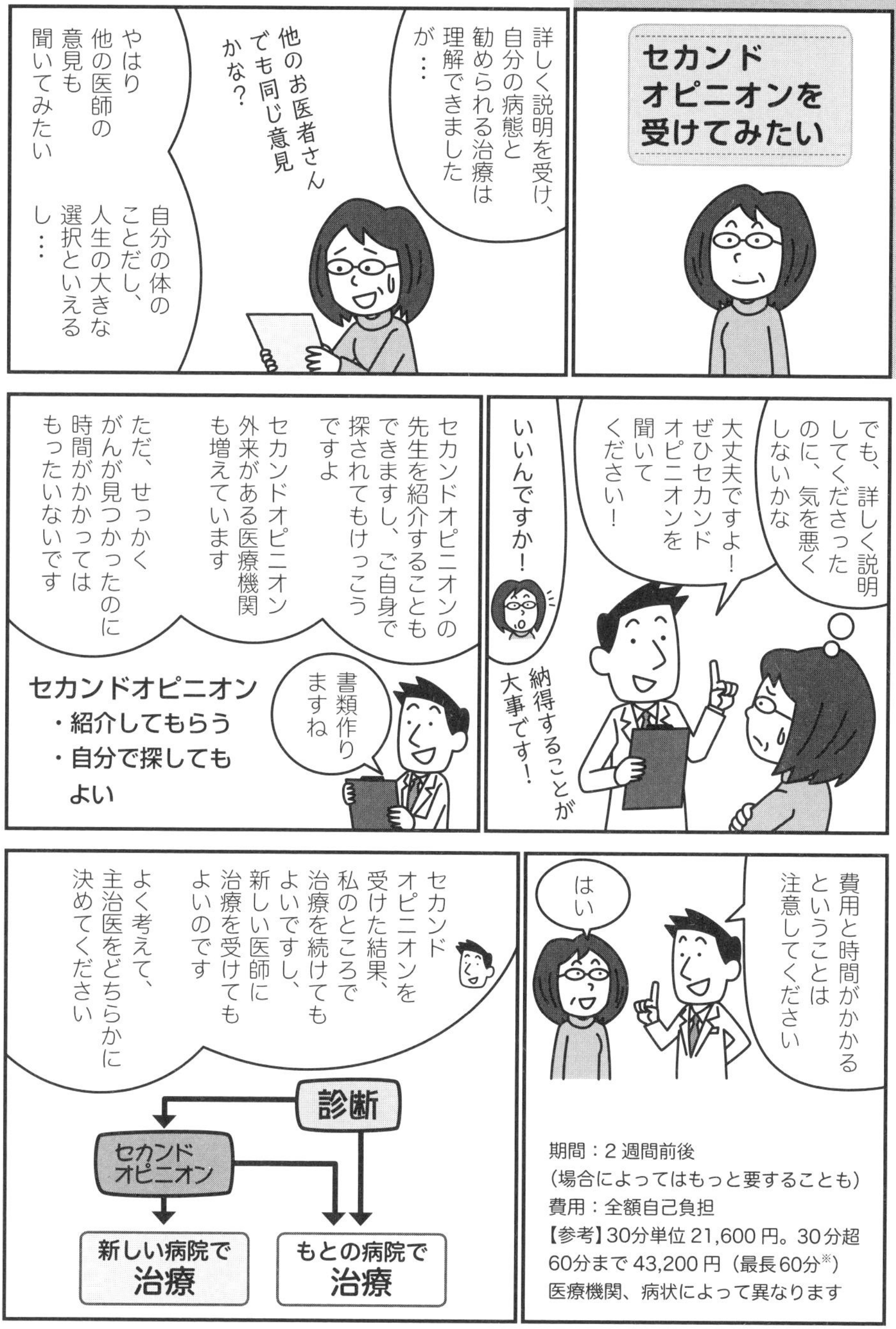
セカンドオピニオンを受けてみたい
詳しく説明を受け、自分の病態と勧められる治療は理解できましたが・・・
他のお医者さんでも同じ意見かな？
やはり他の医師の意見も聞いてみたい
自分の体のことだし、人生の大きな選択といえるし・・・
でも、詳しく説明してくださったのに、気を悪くしないかな
大丈夫ですよ！ぜひセカンドオピニオンを聞いてください！
いいんですか！
納得することが大事です！
セカンドオピニオンの先生を紹介することもできますし、ご自身で探されてもけっこうですよ
セカンドオピニオン外来がある医療機関も増えています
ただ、せっかくがんが見つかったのに時間がかかってはもったいないです
書類作りますね
セカンドオピニオン
・紹介してもらう
・自分で探してもよい
費用と時間がかかるということは注意してください
はい
期間：2週間前後
（場合によってはもっと要することも）
費用：全額自己負担
【参考】30分単位 21,600円。30分超60分まで 43,200円（最長60分※）
医療機関、病状によって異なります
セカンドオピニオンを受けた結果、私のところで治療を続けてもよいですし、新しい医師に治療を受けてもよいのです
よく考えて、主治医をどちらかに決めてください
診断
セカンドオピニオン
新しい病院で治療
もとの病院で治療

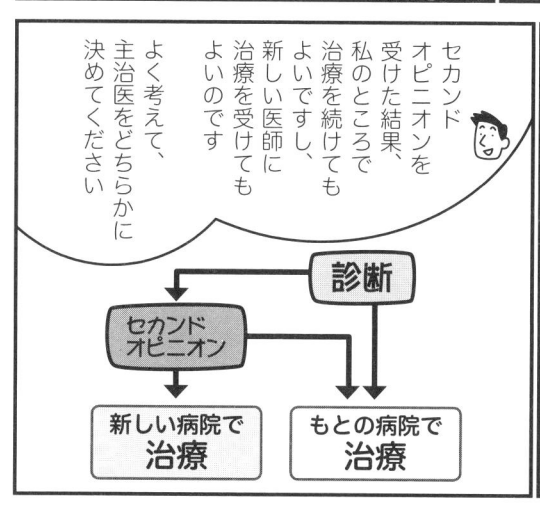

※ 東京大学医学部附属病院の例

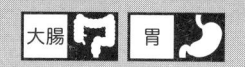

胃のしくみと働き

胃は、食道から肛門までつながっている消化管の一部です。胸の中央のくぼみ（みぞおち）からおへその上辺りにあり、筋肉でできていて、食べ物を食べると、その量に応じて膨らむ伸縮性に富む臓器です。

食べ物は口から食道を通って胃に入り、十二指腸から小腸、大腸へと送られていきます。食道から続く胃の入口は噴門《ふんもん》、食道に近い上部（胃底部）、中央部（胃体部）、下部（幽門前庭部）、十二指腸に続く胃の出口を幽門《ゆうもん》といいます。

胃の働きは主に次の二つです。

一つめは、食べ物の貯蔵、吸収の下準備です。胃は、食べ物を一時的に貯蔵します。また胃に入った食べ物を消化するために、胃底部から胃液が分泌されます。同時に胃の筋肉も収縮運動を行い、食べ物と胃液を攪拌《かくはん》して食べ物をドロドロにします。ドロドロになった食べ物は、幽門から少しずつ十二指腸へ送られていきます。

二つめは、ビタミンB_{12}の吸収促進です。ビタミンB_{12}は、人の体が赤血球を作り、神経の働きを正常に保つために欠かせない物質です。胃では、このビタミンB_{12}の吸収を助けるキャッスル内因子というたんぱく質が分泌されています。

キャッスル内因子を分泌できるのは胃のみです。手術で胃を切除することによって、キャッスル内因子が分泌されなくなると、ビタミンB_{12}を吸収できなくなり、貧血などの症状が出ることがあります。

胃のしくみと働き

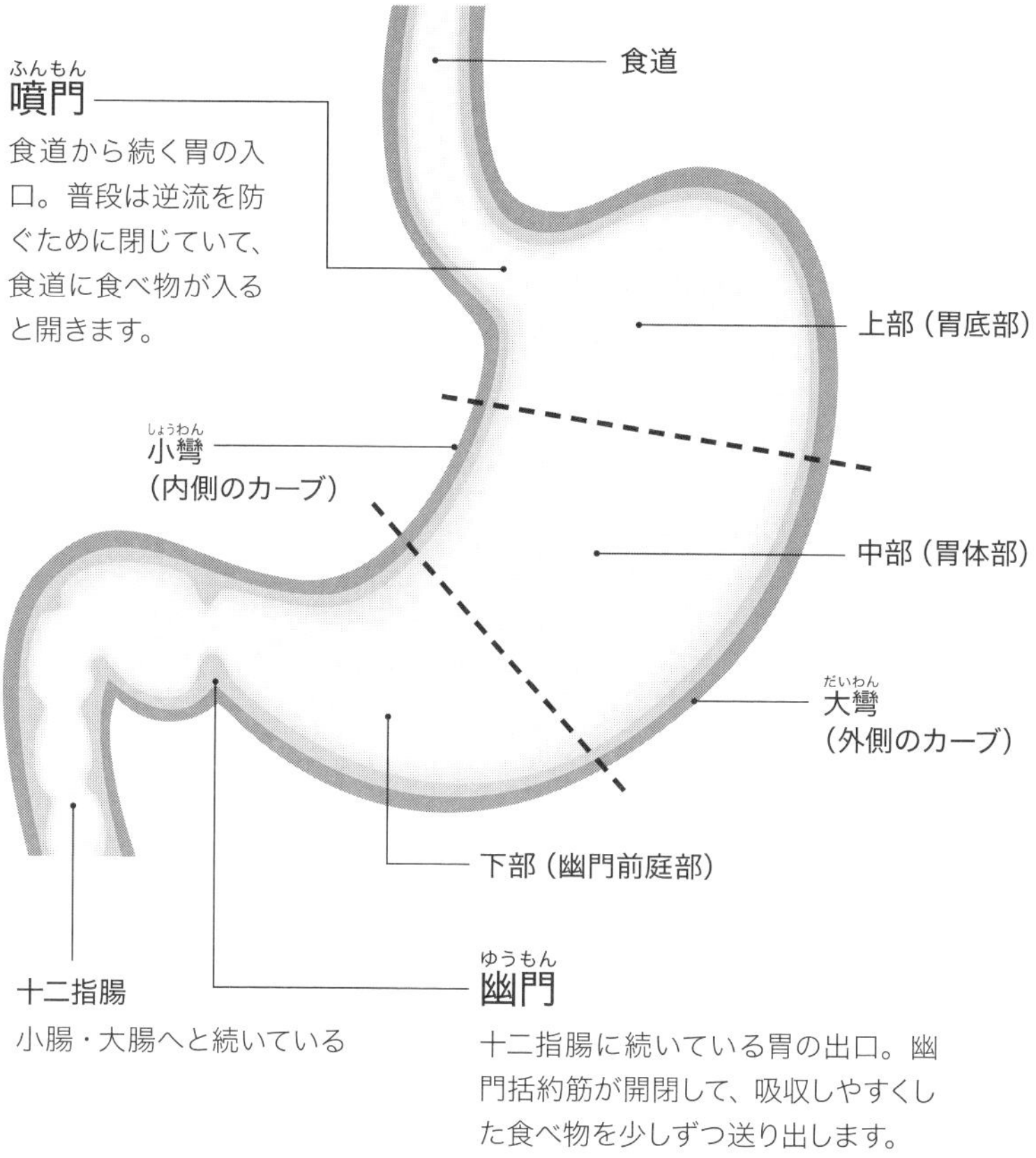
食道
噴門《ふんもん》
食道から続く胃の入口。普段は逆流を防ぐために閉じていて、食道に食べ物が入ると開きます。
上部（胃底部）
小彎《しょうわん》
（内側のカーブ）
中部（胃体部）
大彎《だいわん》
（外側のカーブ）
下部（幽門前庭部）
十二指腸
小腸・大腸へと続いている
幽門《ゆうもん》
十二指腸に続いている胃の出口。幽門括約筋が開閉して、吸収しやすくした食べ物を少しずつ送り出します。

胃の主な働き

1. 食べ物を一時的に貯蔵し、胃液と混ぜ合わせて小腸で吸収しやすい形にします。また、たんぱく質や脂肪の一部を分解します。
2. ビタミン B_{12} の吸収を助けるたんぱく質であるキャッスル内因子を分泌します。

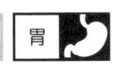

胃がんの形態と分類

胃の壁は、下図のように粘膜層から漿膜までの5つの層でできています。胃がんは、この粘膜の細胞ががん細胞になり、増殖をくり返して胃壁の奥へと浸潤（25ページ）する病気です。

粘膜下層までで留まっている早期胃がんで発見、治療できれば9割以上が治癒します。しかし早期胃がんは自覚できる症状が少ないものです。固有筋層より深く浸潤しているものを進行胃がんといいます。

胃がんはがんの形態（見た目、肉眼的分類ともいいます）により、早期がん0型（表在型）と進行がんに分けられます。さらに早期胃がんはⅠ～Ⅲ型、進行胃がんは1～5型に分類されます。

胃壁の構造とがんの深達度

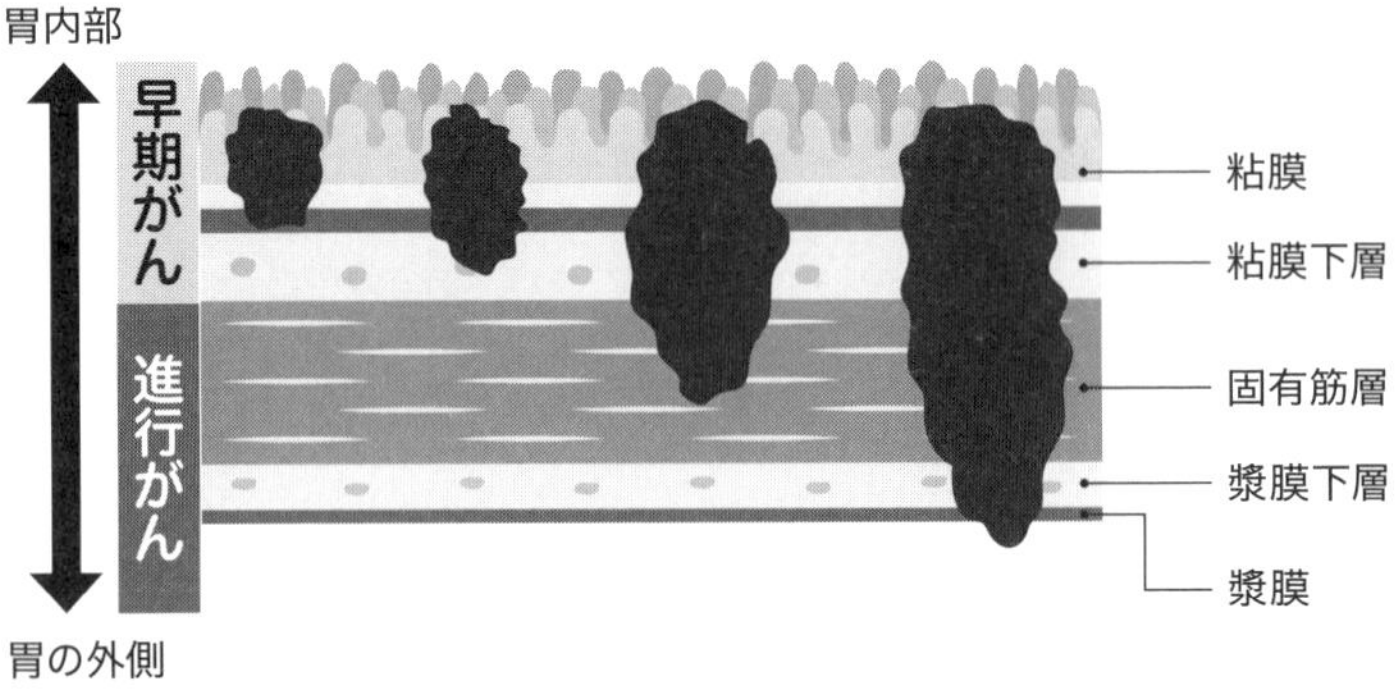
胃内部
早期がん
進行がん
胃の外側
粘膜
粘膜下層
固有筋層
漿膜下層
漿膜

早期がん　がんが粘膜か粘膜下層までに留まっています。

進行がん　がんが固有筋層より深い部分まで及んでいます。1型、2型はがんと正常な細胞との境界が明確で進行が遅い分化型がんが多く、3型、4型は境界が曖昧で進行が速い未分化型がんが多く見られます。

胃がんの形態（見た目）による分類

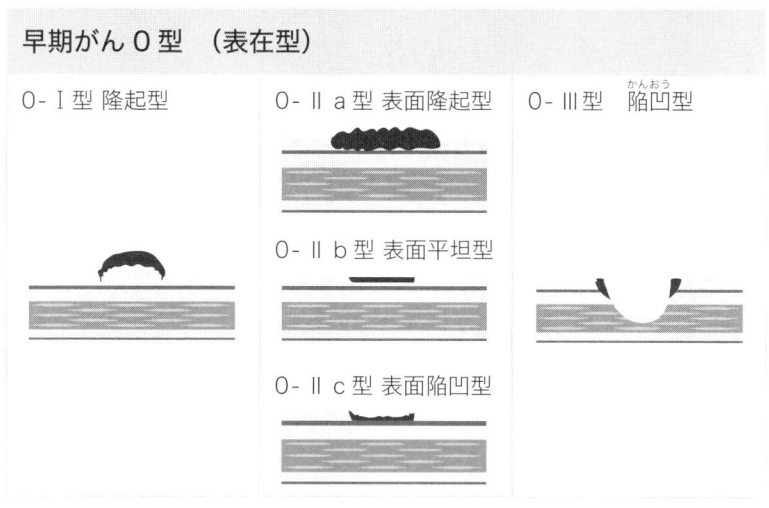

早期がん０型　（表在型）

0- Ⅰ型 隆起型

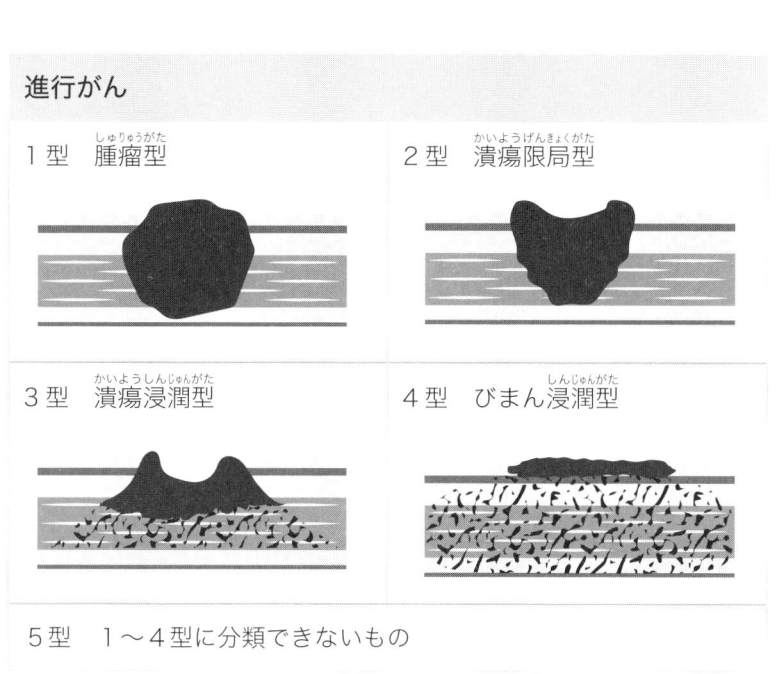

0- Ⅱ a 型 表面隆起型

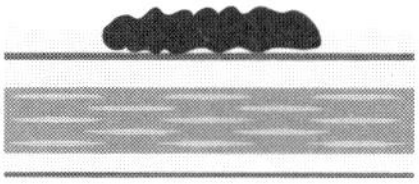

0- Ⅱ b 型 表面平坦型

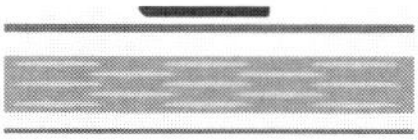

0- Ⅱ c 型 表面陥凹型

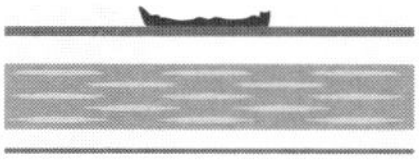

0- Ⅲ型　陥凹《かんおう》型

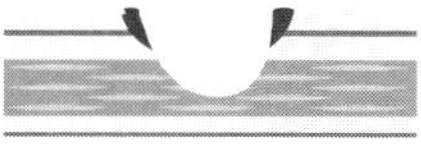

進行がん

１型　腫瘤型《しゅりゅうがた》

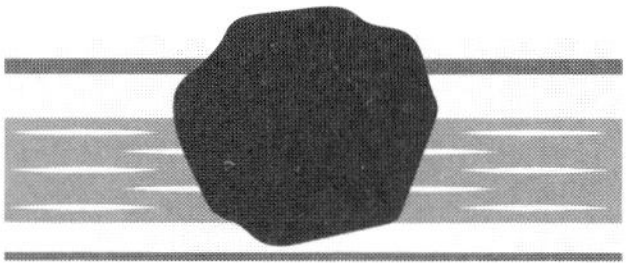

２型　潰瘍限局型《かいようげんきょくがた》

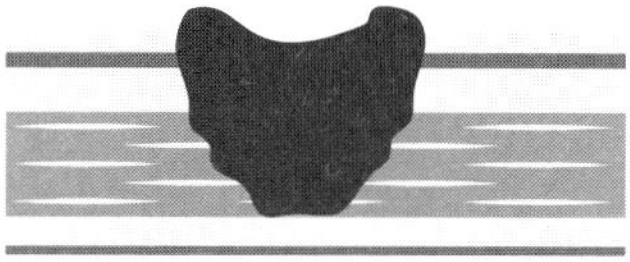

３型　潰瘍浸潤型《かいようしんじゅんがた》

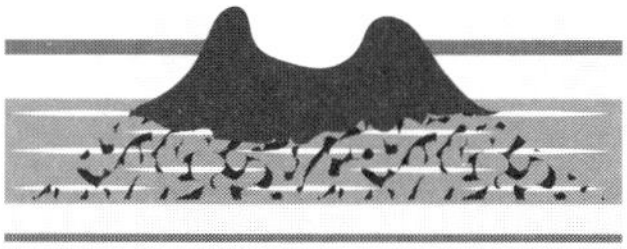

４型　びまん浸潤型《しんじゅんがた》

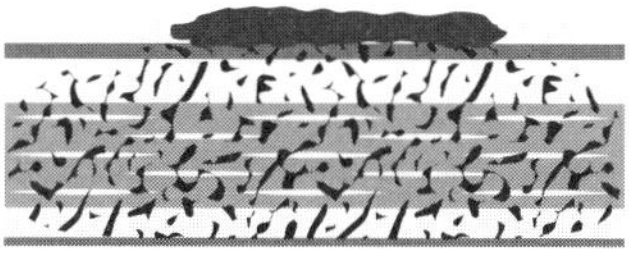

５型　１～４型に分類できないもの

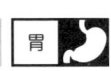

胃がんの進行度と分類

病理検査（生検）でがん（悪性）であることが確定した場合、さらに内視鏡検査や腹部CT検査、腹部超音波検査などを行ってがんの進行度を確定します。

胃がんのできた場所によっては大腸への注腸造影検査を行って、胃近くの大腸や腹膜への転移がないかを調べます。

胃がんの進行度はTNM分類（24ページ）による病期であらわします。

病期はⅠA、ⅠB、ⅡA、ⅡB、ⅢA、ⅢB、ⅢC、Ⅳ期の8段階に分類されます。

たとえばⅠA期の場合、がんの深さが粘膜に留まっていて（T1）、リンパ節への転移がない（N0）ことになります。

転移の有無をあらわすM因子から見た場合、たとえば胃の領域リンパ節以外のリンパ節とほかの臓器に転移しているM1の病期はすべてⅣ期です。

ほとんどのタイプの胃がんは進行が遅く、増殖しながら粘膜に数年の間留まります。

しかし、なかには進行の速いがんもあり、とくに胃壁の中で広がるスキルス胃がんは検査で見つけにくく、そのうえ進行が速く、発生してから数ヵ月程でリンパ節や他の臓器に転移する場合があります。

もっとも早期のⅠAで発見されたがんは、内視鏡手術で切除できる場合もあります。

▶ **胃の領域リンパ節** 胃の近くにあり、胃がんが転移しやすい領域のリンパ節のこと

胃がんの病期（ステージ）

転移 深達度	リンパ節転移なし(N0)	リンパ節転移1～2個(N1)	リンパ節転移3～6個(N2)	リンパ節転移7個以上(N3)	肝臓、肺、腹膜などへの遠隔転移がある(M1)
がんが胃の粘膜に留まっている(T1a)／がんが胃の粘膜下層に達している(T1b)	ⅠA期	ⅠB期	ⅡA期	ⅡB期	Ⅳ期
がんが胃の筋層に達している(T2)	ⅠB期	ⅡA期	ⅡB期	ⅢA期	Ⅳ期
がんが胃の筋層を超え漿膜下に達している(T3)	ⅡA期	ⅡB期	ⅢA期	ⅢB期	Ⅳ期
がんが漿膜を越え、胃の表面に出ている(T4a)	ⅡB期	ⅢA期	ⅢB期	ⅢC期	Ⅳ期
がんが胃の表面に出て、他の臓器にがんが広がっている(T4b)	ⅢB期	ⅢB期	ⅢC期	ⅢC期	Ⅳ期

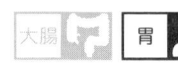

●胃がんの治療法

胃がんの治療法は、がんのある部位と病期（ステージ）に応じて標準治療が示されています。胃がんの治療の中心は外科治療、つまり手術や腹腔鏡下胃切除術で、他に内視鏡治療、薬物療法（化学療法）などがあります。

■手術（外科治療）

胃がんの主な手術は、定型手術、縮小手術、拡大手術の3種類です。定型手術は、胃の3分の2以上と、近くのリンパ節（領域リンパ節）を切除します。進行度がⅠB期からⅢ期で、他の臓器に転移がない場合に行います。

縮小手術は、定型手術より切除範囲が少ない手術です。ⅠA期でリンパ節への転移の可能性が少ない場合が対象です。

拡大手術は、ⅢB期からⅢC期が対象で、胃と領域リンパ節やがんが浸潤している臓器などを切除します。

切除する方法は、がんができた部位や広がりによって決まります。がんが胃の上部にあるときは、噴門を含む部分を切り、幽門を残す噴門側胃切除術が行われます。がんが胃の下部にあるときは、幽門を含む部分を切り、噴門を残す幽門側胃切除術が行われます。

がんが広範囲、または数ヵ所にあるときは、噴門と幽門を含む胃全体を切除する胃全摘術が選択されます。

胃がんの外科手術

胃の切除手術

幽門側胃切除術

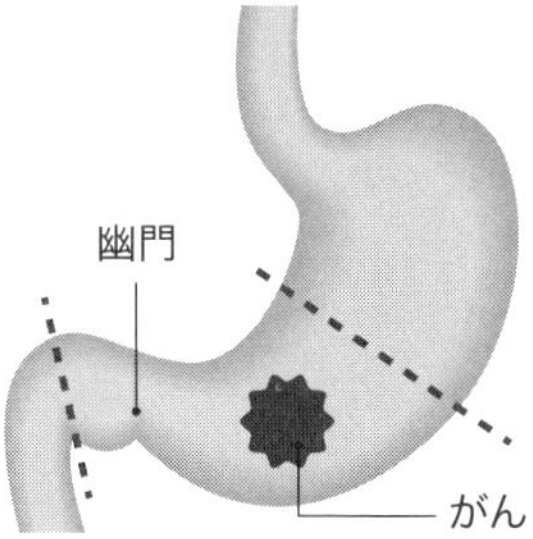

胃の幽門(出口)より3分の2以上と領域リンパ節を切除します。

噴門側胃切除術

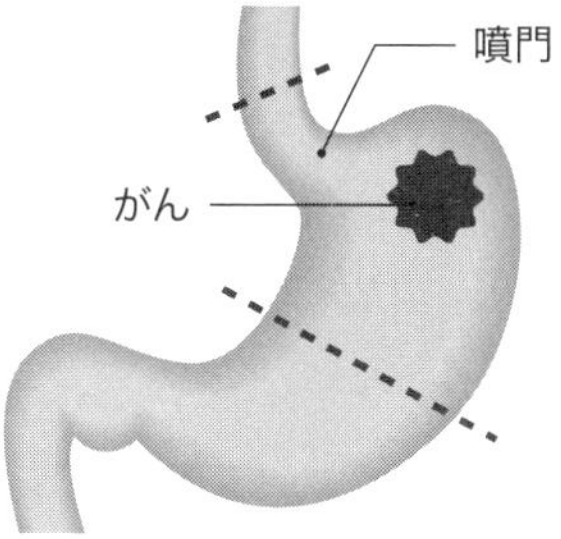

胃の噴門(入口)から3分の2と領域リンパ節を切除します。

胃全摘術

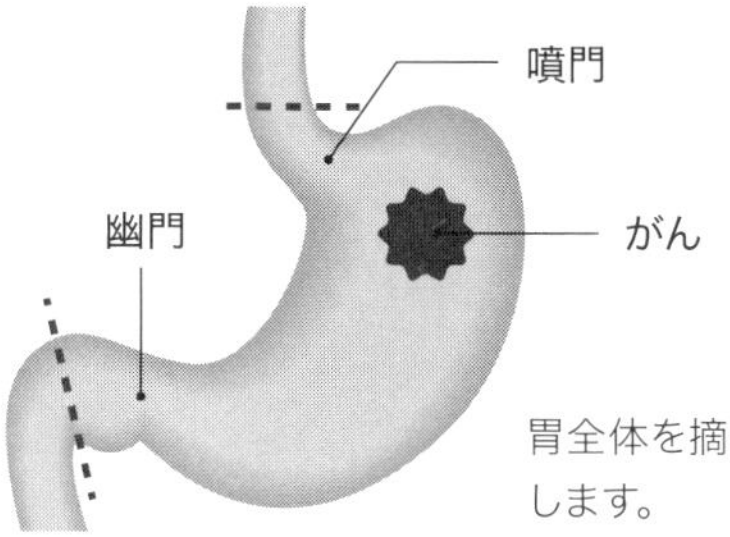

胃全体を摘出します。

胃の再建手術

ルーワイ法

十二指腸の端は閉じます。食道と小腸をつなぎます。

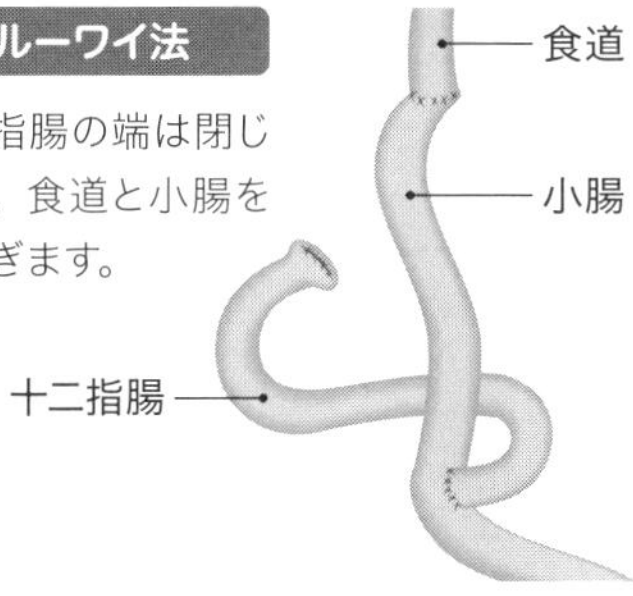

ビルロートⅠ法

残っている胃と十二指腸をつなぎます。

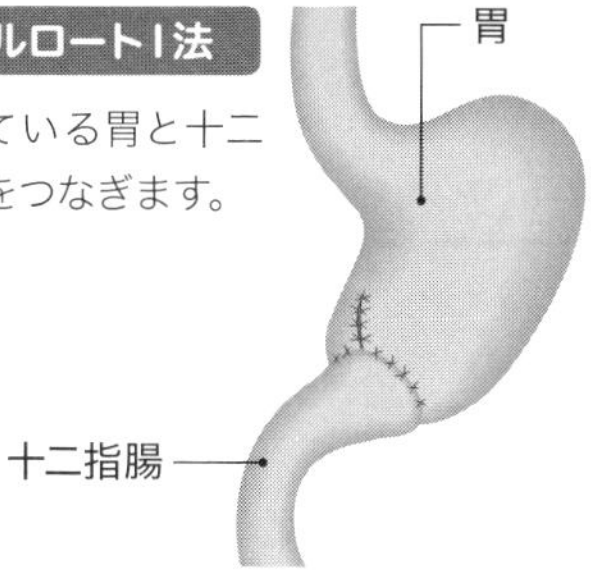

そして胃の切除に伴い、残っている消化管をつなぐ再建を行います。胃全摘術では、食道と小腸をつなぎ十二指腸を閉じる「ルーワイ法」、胃の一部が残っている場合は胃と十二指腸をつなぐ「ビルロートⅠ法」で再建します。

●腹腔鏡下胃切除術

腹部の数ヵ所に穴を開け、中の様子を映す腹腔鏡や器具を差し込んで手術をします。開腹手術に比べて、手術の傷跡が小さく回復も早いなど、体への負担が少ないのが特徴です。ⅠA期でがんが胃の下部にある場合に、選択肢の一つとなります。熟練した外科医が行うケースでは安全性が高いといえ、手術件数は増加していますが、リンパ節切除や再建手術が難しいなどの問題もあります。日本内視鏡外科学会の認定医がいる病院や、症例数が多い病院などを選ぶことが重要になります。メリットだけでなく、デメリットについてもよく確認し、納得して手術を受けることが大切です。

■内視鏡治療

口から胃内部へ内視鏡を挿入し、モニターに映し出しながらがんを切除する治療方法です。がんの下に生理食塩水を入れて、がんを浮き上がらせ、根元にワイヤーをかけて焼き切る内視鏡的粘膜切除術（ＥＭＲ 55ページ）、粘膜下層から剥がしとる内視鏡的粘膜下層剥離《はくり》術（ＥＳＤ 55ページ）などの方法があります。

治療の適応はⅠA期の場合でがんの大きさが

2cm以下、分化型で粘膜内に留まっていること、病変の内部に潰瘍《かいよう》がないことなどがあります。

手術後は、がんを完全に取りきれたかどうかを病理検査で確認し、取りきれていない場合は追加手術が必要となります。

■薬物療法（化学療法）

胃がんの治療は、局所療法である手術（外科治療）が基本になりますが、全身療法である薬物療法を行うこともあります。

よく行われるのは、外科治療後に再発予防を目的に行う術後補助化学療法です。

また、がんがある程度進行しているⅣ期に対しては、最初から抗がん剤が選択されます。遠隔転移があると、外科手術ですべてのがんを切除することが難しいため、全身に作用する薬物療法が向いているのです。

この場合でも、がんの総量を減らすために胃がんを切除する「減量手術」や、食べ物を通りやすくするために「バイパス手術」を行うことがありますが、治療の基本は、抗がん剤や分子標的薬の投与が中心となります。

まずティーエスワン（テガフール+ギメラシル+オテラシルカリウム配合剤）に、プラチナ製剤であるシスプラチン（商品名ブリプラチン、ランダなど）を組み合わせます。これで効果が見られない場合は、パクリタキセル（商品名タキソール）とドセタキセル（商品名タキソテール）のいずれか、もしくはイリノテカン（商品名カンプト、トポテシン）を単独投与します。

また、Ⅱ期とⅢ期のうち深達度がT1とT3を除くケースでは、術後補助化学療法としてTS-1を使います。

なお、胃がんの10～20%にはがんの増殖にH《ハ》ER《ーツー》2というたんぱく質が関わっています。HER2陽性胃がんと診断された場合は、TS-1と分子標的薬のトラスツズマブ（商品名ハーセプチン）とを組み合わせて投与する治療が標準です。

■その他の治療法

術前化学療法と同じ目的で放射線治療が選択される場合もあります。放射線治療では高エネルギーのX線やガンマ線、電子線を体外から照射してがん細胞を死滅させます。

胃がんの場合は、手術の適応でない場合に患部の止血や、骨転移の疼痛対策で用いられます。これを「緩和的放射線治療」と呼びます。

抗がん剤
ティーエスワン（テガフール、ギメラシル、オテラシルカリウム配合剤）は、がん細胞の増殖を抑える効果が期待され、胃がんの化学療法の中心となっています
● HER2 陰性胃がんの場合の抗がん剤の組み合わせ
○ティーエスワン＋シスプラチン（商品名ブリプラチン、ランダなど）、または、カペシタビン（5-FU 系）＋シスプラチン ○パクリタキセル（商品名タキソール）、または、ドセタキセル（商品名タキソテール） ○イリノテカン（商品名カンプト、トポテシン）
● HER2 陽性胃がんの場合の抗がん剤の組み合わせ
○ティーエスワン＋シスプラチン（商品名ブリプラチン、ランダなど）＋トラスツズマブ（商品名ハーセプチン） ○パクリタキセル（商品名タキソール）、または、ドセタキセル（商品名タキソテール） ○イリノテカン（商品名カンプト、トポテシン）

胃がんの病期と治療法

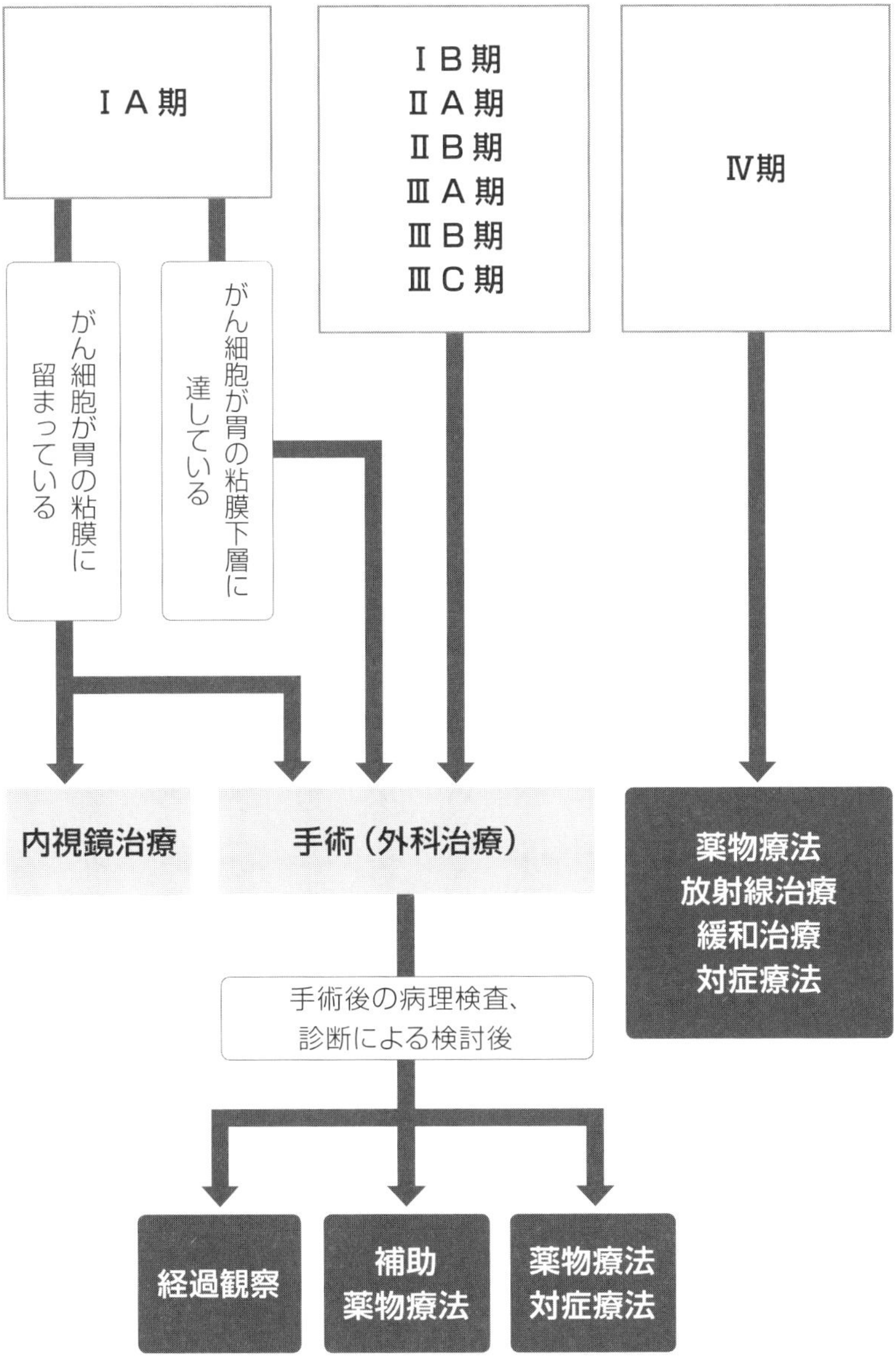

「日本胃癌学会編 胃癌治療ガイドライン医師用 2014 年版 5 月改定 第 4 版（金原出版）
を元に国立がん研究センターがん対策情報センター作成」

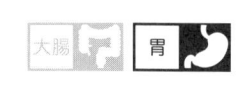

胃がん治療の合併症

手術自体は成功したとしても、場合によっては心身の不調などの影響が生じることがあります。これを術後の合併症といいます。

手術が直接の原因となって起こるものを「外科的合併症」、間接的に影響するものを「全身的合併症」といいます。

胃がんの手術後に起こりやすい外科的合併症には、「縫合不全《ほうごうふぜん》」「腹腔内膿瘍《ふくくうないのうよう》」「膵液瘻《すいえきろう》」などがあります。

発生率は、それぞれ手術をした人の2~5%で、どのような原因で起こるか具体的にはわかっていません。

●縫合不全《ほうごうふぜん》

胃がん切除後、残った食道、胃、腸をつなぎ合わせます。まれにこれがうまくつながらない場合があります。これが縫合不全です。縫合不全を起こすと、つなぎめから食べ物や消化液などが腹腔内（胃、小腸、大腸など）に漏れて腹膜炎を起こしてしまいます。

通常なら、手術後1日目以降に水分、3日前後から固形食が開始できますが、縫合不全がある場合は、絶食、点滴を行い、漏れが収まるのを待ちます。場合により再手術や腹腔内の洗浄が必要になることもあります。

●腹腔内膿瘍《ふくくうないのうよう》

縫合不全によって腹腔内が汚染されて腹膜炎を起こし、膿《うみ》がたまって起こります。ドレーン（誘導管）を設置して、たまった膿の排出を促すなどの処置をします。

●膵液瘻《すいえきろう》

膵臓は胃の裏側にあり、たんぱく質や脂肪を分解する膵液を十二指腸に分泌します。胃がんの手術で膵臓の周りのリンパ節を切除すると、膵液が漏れ出すことがあります。膵液は、周囲の脂肪を溶かしたり、感染を起こして膿瘍を形成したりするため、ドレーンで体の外に排出させてから洗浄を行い、出血があれば止血する治療を行います。

●全身的合併症

胃がんの手術と直接関係ないものの、手術後の合併症として生じる可能性があるのは、肺塞《はいそく》栓《せん》や肺炎などです。

肺塞栓は、足の静脈にできた血の塊《かたまり》が、肺に流れて血管が詰まる病気です。手術中や手術後に長時間動かないでいることが原因のため、手術前に弾性《だんせい》ストッキングを着用して予防します。

肺炎の予防には、手術前から呼吸機能を強化するトレーニングなどを行います。

この他、腸が狭くなり食べ物の流れが悪くなる腸閉塞《ちょうへいそく》や、使用した薬の影響で心筋梗塞《しんきんこうそく》が起こるケースもあります。

大腸のしくみと働き

大腸は、口から入った食べ物が胃や小腸で消化されながら進み、便として排出されるまでの間、最後に通過する消化器です。長さは約1.5～2mで、小腸の周りを囲むように位置しています。大腸は小腸よりも太く、直径は5～7cm程です。大腸の入口に近い盲腸《もうちょう》は、小腸の一部である回腸《かいちょう》とつながっています。盲腸の先端には6cmほどの紐状の虫垂《ちゅうすい》というリンパ系器官がついています。盲腸の次にあるのは、上行結腸《じょうこうけっちょう》です。結腸は長く、食べた物は盲腸、上行結腸、横行結腸《おうこう》、下行結腸《かこう》、S状結腸の5つの部位を順に通過します。

結腸に続くのは肛門に近い直腸です。15cmほどの長さで真っすぐ下を向いています。口側から直腸S状部、腹膜反転部を境に上部直腸、下部直腸、肛門管に続きます。排出口である肛門《こうもん》管には外肛門括約筋《かつやくきん》という随意筋が巻きついて肛門を締めています。腸管の周囲には血管とそれに並行してリンパ管が通っています。

大腸の働きは、小腸で消化吸収された残りから水分を吸収し、さらにその残りを便として排出することです。小腸で消化しきれなかった炭水化物やたんぱく質を吸収する働きもあります。

食べた物は、水分の多い液体状で大腸に入ってきますが、5つの結腸を順にめぐる間に水分が抜けて、固形の便になります。直腸には、便を貯留する働きがあって、満杯になると、便意を感じ肛門から体外に排出されます。

▶ **随意筋**　自分の意思で動かすことのできる筋肉の総称

大腸のしくみと働き

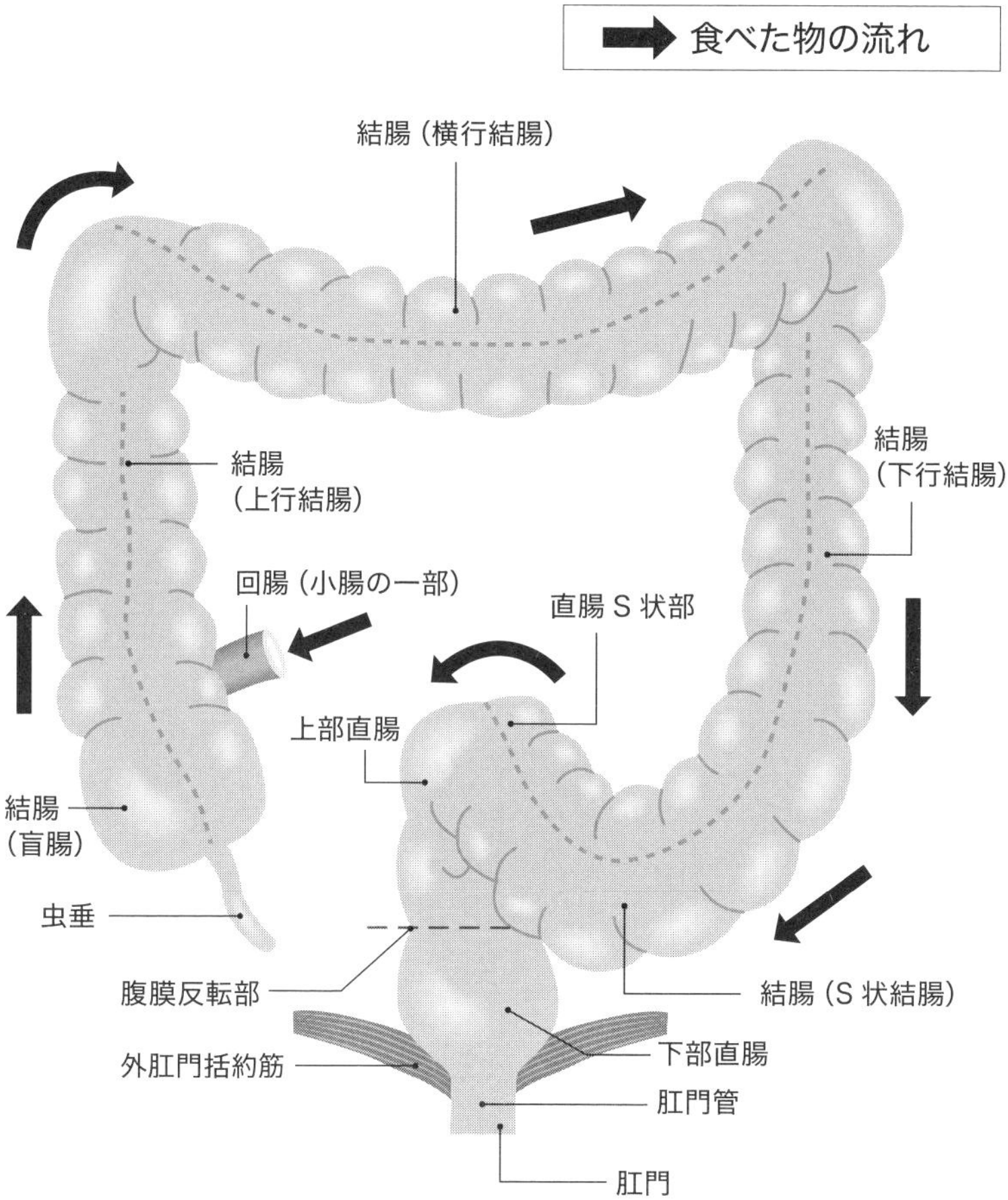
食べた物の流れ
結腸（横行結腸）
結腸（上行結腸）
結腸（下行結腸）
回腸（小腸の一部）
直腸S状部
上部直腸
結腸（盲腸）
虫垂
腹膜反転部
結腸（S状結腸）
外肛門括約筋
下部直腸
肛門管
肛門

※大腸は、大きくは結腸と直腸に分けられます。大腸がんとは、結腸がんと直腸がんの総称です。

大腸の主な働き

1. 小腸で消化吸収された残りの物質から水分を吸収し、残りを便として排出します。
2. 小腸で消化しきれなかった炭水化物やたんぱく質を吸収します。

大腸がんの形態と分類

大腸にできるがんは、できた部位で結腸がん（盲腸のがんも含む）と直腸がんに分けられます。両者を合わせて「大腸がん」と呼びます。それぞれの発生率の割合は結腸がんが約66％、直腸がんが約34％です。大腸の部分ごとに見て発生数が多いのはS状結腸、直腸S状部、直腸などのがんです。

大腸がんの発生パターンは主に二つあります。一つは、大腸内部の粘膜にできたポリープという突起物から発生するパターンです。大腸ポリープは健康診断などで見つかることも多い珍しくない腫瘍です。多くは、腺腫《せんしゅ》という良性腫瘍でがんになることはまれです。ただし、1㎝以上の大きなポリープは、悪性化してがん化する可能性が高いといわれています。

二つめは、ポリープではなく正常な粘膜の細胞に直接がんが発生するパターンです。デノボ（新たに、初めからという意味）がんと呼ばれています。

大腸がんは、形態（見た目、肉眼的分類）で、隆起型、表面型などいくつかのタイプに分類することができます。

がんの深さが大腸内部の粘膜、またはそのすぐ下の粘膜下層に留まっている早期がん（0型）は、隆起型と表面型に大別されます。

がんの深さが粘膜下層の下まで進んだ進行がんの場合には、1～5型までの5つに分類されます。

大腸がんの発生パターン

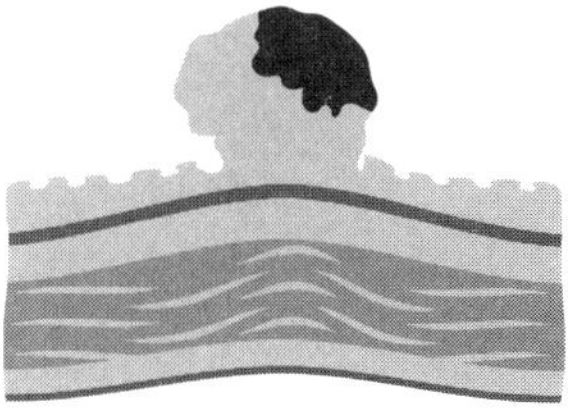

ポリープ（大腸内部の粘膜にできる突起物）からのがん

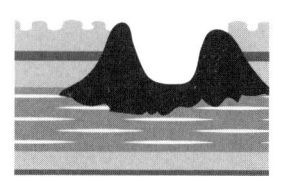

デノボがん
（大腸内部の粘膜の細胞にできる）

大腸がんの形態（見た目）

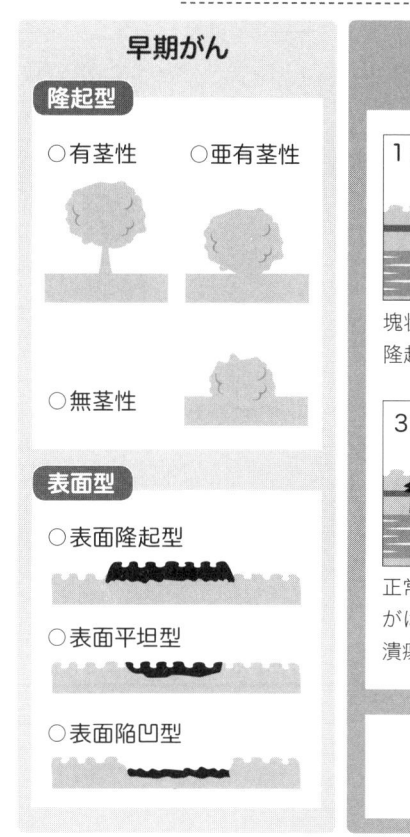

早期がん

隆起型

○有茎性

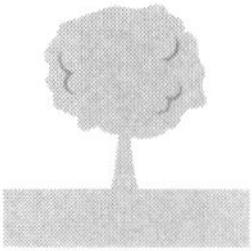

○亜有茎性

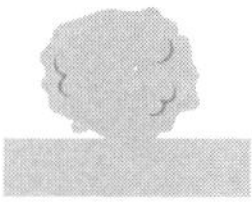

○無茎性

表面型

○表面隆起型

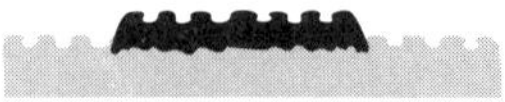

○表面平坦型

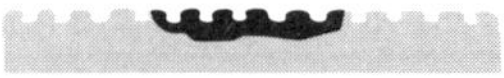

○表面陥凹型

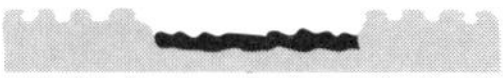

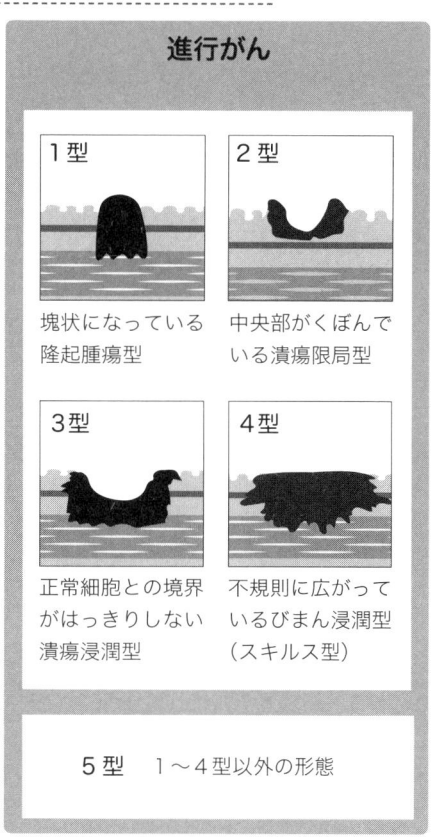

進行がん

1型

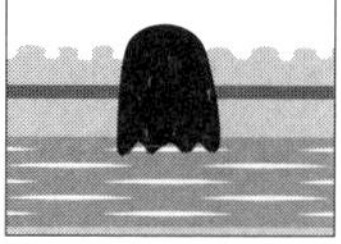

塊状になっている隆起腫瘍型

2型

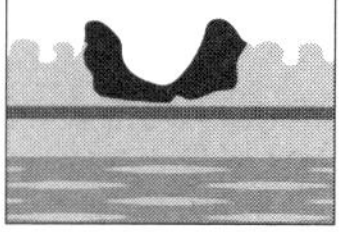

中央部がくぼんでいる潰瘍限局型

3型

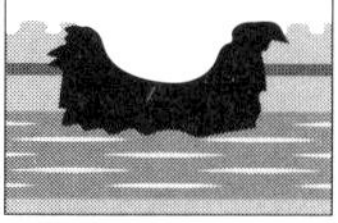

正常細胞との境界がはっきりしない潰瘍浸潤型

4型

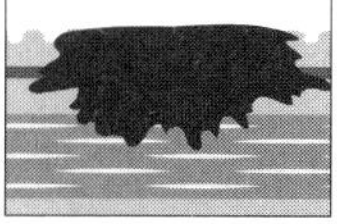

不規則に広がっているびまん浸潤型（スキルス型）

5型　1～4型以外の形態

大腸がんの進行度と分類

大腸がんの罹患数は30年ほど増加し続けています。食生活の欧米化や運動不足、ストレスなどが原因と考えられています。

初期ではほとんど自覚症状がなく、進行してから便秘、下痢、血便などの便通異常などが自覚されます。

また、肛門から離れている盲腸、上行結腸、横行結腸などのがんは、便通異常があらわれにくく、ひどい貧血や腹部のしこりなどががん発見のきっかけとなることもあります。

自覚症状や、便潜血検査陽性でがんが疑われたら、精密検査を行います。

検査は、バリウムを肛門から注入してX線画像を撮る注腸造影検査、肛門から内視鏡を挿入する内視鏡検査などを行います。

内視鏡検査を行う場合は必要に応じ内視鏡でポリープを採取して病理検査（生検）を実施することもあります。そこで良性か悪性かを調べて、がんが確定します。また早期がんでは内視鏡検査の際にその場でポリープを切除することができる場合もあります。

さらに、ＣＴ検査、ＭＲＩなどによって進行度を判定します。

左表の病期（ステージ）は、ＴＮＭ分類（24ページ）を用い、がんの深達度と転移の有無によってあらわします。深達度の「Ｔis」「Ｔ1」は早期がん、「Ｔ2」から「Ｔ4b」までは進行がんと判断されます。

大腸がんの病期（ステージ）

<table>
<tr><td rowspan="2">転移
深達度</td><td colspan="3">遠隔転移はない（MO）</td><td rowspan="2">肝臓、肺、腹膜などへの遠隔転移がある（M１）</td></tr>
<tr><td>リンパ節転移（NO）</td><td>リンパ節転移が３個以下（N１）</td><td>リンパ節転移が４個以上、または、主リンパ節に転移、下部直腸がんでは側方リンパ節に転移がある（N２，N３）</td></tr>
<tr><td>がんが大腸粘膜内に留まっていて、粘膜下層に及んでいない(Tis)</td><td>０期</td><td colspan="3"></td></tr>
<tr><td>大腸粘膜下層に留まっている(T1a, T1b)</td><td rowspan="2">Ⅰ期</td><td rowspan="5">Ⅲａ期</td><td rowspan="5">Ⅲｂ期</td><td rowspan="5">Ⅳ期</td></tr>
<tr><td>がんが大腸の固有筋層まで浸潤して留まっている(T2)</td></tr>
<tr><td>がんが固有筋層を超えて浸潤している(T3)</td><td rowspan="3">Ⅱ期</td></tr>
<tr><td>がんが漿膜表面に露出している(T4a)</td></tr>
<tr><td>がんが他の臓器に浸潤している(T4b)</td></tr>
</table>

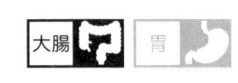

大腸がんの治療法

大腸がんは、がんの存在する部位を完全に切除すれば、完治を目指せるので、開腹手術や腹腔鏡下手術を行います。

早期がんの場合は、内視鏡による摘除が行える場合もあります。

再発予防と、取りきれなかったがんが大きくなるのを抑えるなど、手術の効果を上げるために放射線や抗がん剤を用いた薬物療法（化学療法）を併用する場合があります。

進行がんでは、大腸がんと遠隔転移したがんの両方の状態を考慮して治療法を選択します。手術が難しい場合には、薬物療法や放射線治療、緩和ケアなどを行います。

外科治療

結腸がんの手術

結腸がん、直腸がんともに、早期がんでは内視鏡治療が選択されるケースが増えていますが、進行がんでは開腹手術が必要になります。

結腸がんの場合は、病巣から口側、肛門側それぞれ約10㎝離れたところで腸管を切除し、残った腸管をつなぎ合わせます（吻合《ふんごう》）。結腸は長いのでこの程度の切除では機能的に支障はありません。同時に、転移を防ぐ目的で周辺のリンパ節も切除します（リンパ節郭清《かくせい》）。

切除する範囲は、がんの深達度によって3段階に分かれています（D1＝がんがある腸管付近の腸管傍リンパ節まで。D2＝腸管に流入する血管（支配動脈）に沿っている中間リンパ節まで。D3＝主幹動脈の根元付近の主リンパ節まで）。なお、転移している場合は、転移巣の手術が必要になることもあります。

●直腸がんの手術

直腸がんの手術方法は主に三つです。

一つめは、肛門機能温存術です。がんが肛門から5cm以上離れている場合に行います。肛門側は病巣から2〜3cm、結腸側は10cmほどの部分で切除するため、肛門機能を残すことができます。リンパ節郭清も同時に行います。

二つめの局所切除術は、肛門付近の粘膜下層の浅層までの早期がんの場合に患部粘膜だけを

結腸がんの手術方法

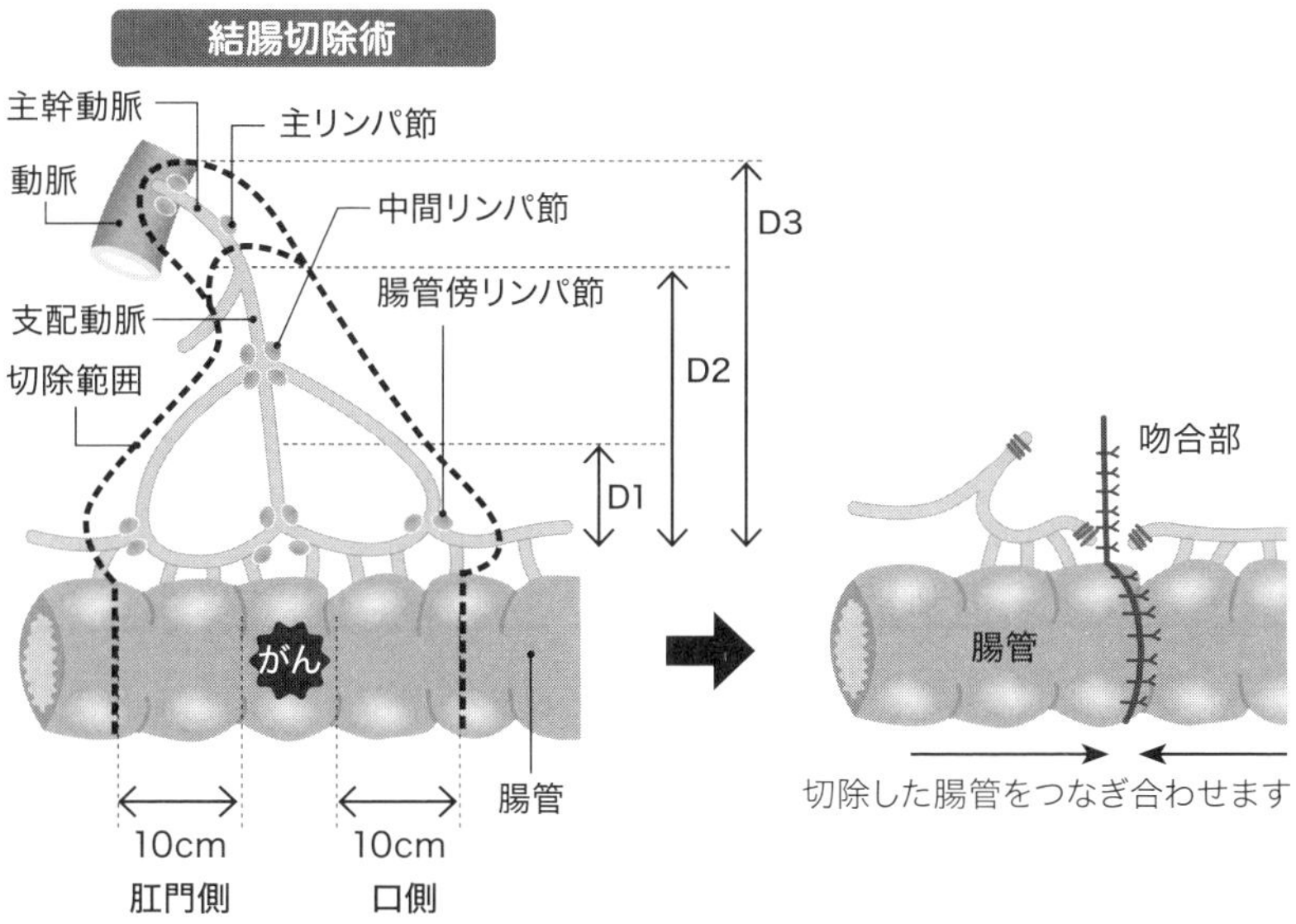
結腸切除術
主幹動脈
主リンパ節
動脈
中間リンパ節
D3
支配動脈
腸管傍リンパ節
D2
切除範囲
D1
吻合部
がん
腸管
腸管
10cm
肛門側
10cm
口側
切除した腸管をつなぎ合わせます

切除します。こうしたケースでは、内視鏡による手術を行うことも増えています。

　三つめの直腸切断術は、病巣が肛門近くにある進行がんの場合に行われます。病巣とともに直腸と肛門を切除し、人工肛門（ストーマ）を作る手術です。リンパ節郭清も行います。

●腹腔鏡下手術

　全身麻酔下で行います。腹部に5〜10㎜の小さな孔を4〜5ヵ所開け、カメラ（腹腔鏡）と手術器具を挿入し、モニターで確認しながら手術を行います。病変を取り出す際は切開を行うこともあります。難しく高い技術の必要な治療法ですが、開腹手術より創が小さくて済み、術後の回復が早いというメリットがあります。

直腸がんの外科治療

肛門機能温存術	直腸局所切除術	直腸切断術

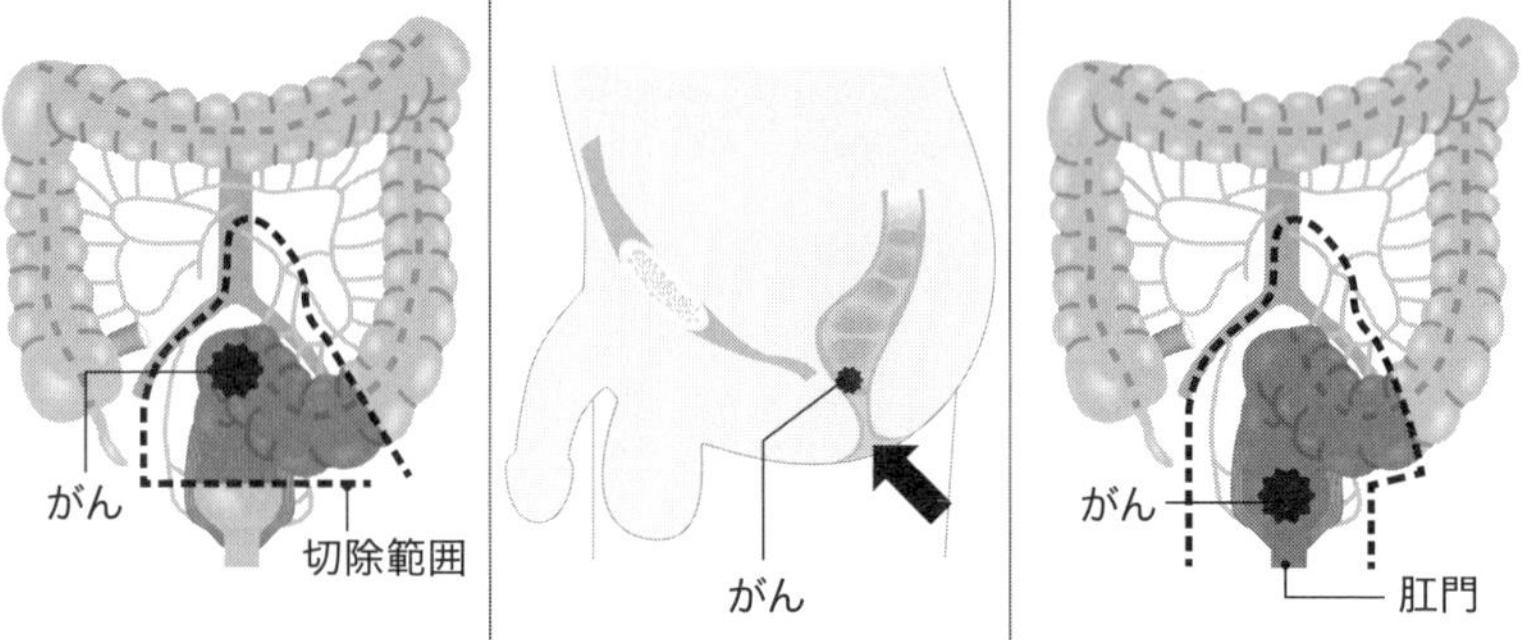

肛門機能温存術	直腸局所切除術	直腸切断術
がんが肛門から5cm以上離れている場合に行います。肛門機能を残すことができます	早期がんで病巣が肛門付近の場合に、開腹せず肛門から切除できる場合もあります	がんが肛門近くにあって進行がんの場合に、病巣、直腸、肛門を切除し、人工肛門を作ります。リンパ節郭清も行います

■早期がんに行う内視鏡治療

0期からⅠ期までで粘膜内か粘膜下層浅層に留まっていて、リンパ節転移がない早期がんの場合は、がんの大きさに関係なく、内視鏡治療が選択できます。開腹せず、体の負担が少ないのがメリットです。

内視鏡治療には、下図のように主に三つの方法があります。いずれも肛門から内視鏡を挿入し、モニターで患部を確認しながら行います。

切除後、周辺にがんが見られず、切除したがんの病理検査で問題がなければ、その後は経過観察となります。がんが残っていたり、病理検査でリンパ節転移の可能性があるときは、改めて外科治療をする場合があります。

内視鏡治療

ポリペクトミー

2cm 未満の、隆起した有茎性のがんがある根元に、スネア（金属製の輪）をかけて徐々に締め、高周波電流で焼き切ります

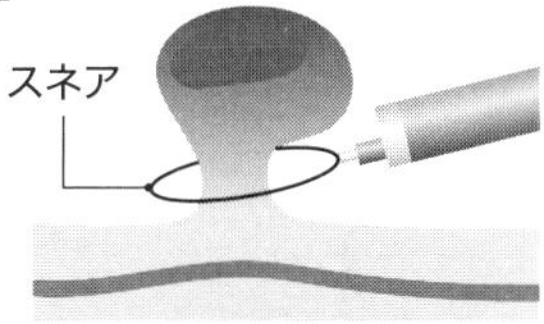

内視鏡的粘膜切除術（EMR）

2cm 未満の、主に表面型のがんや、茎のないがんに行われます。粘膜下層に、内視鏡の先端から生理食塩水などを入れ、がんのある部分を盛り上げてスネアをかけ、高周波電流で焼き切ります

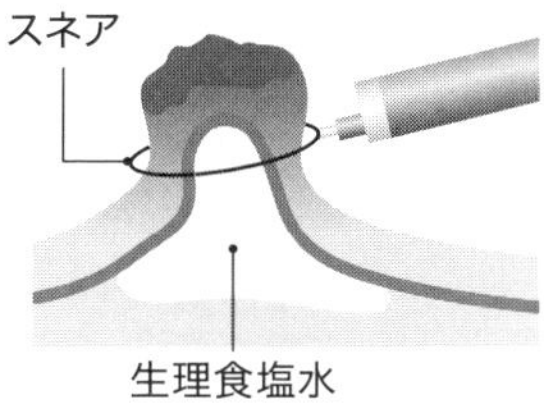

内視鏡的粘膜下層剥離術（ESD）

2cm 以上で、隆起の少ないがんに行います。がんの周囲の粘膜下層にヒアルロン酸ナトリウムを入れ、がんのある部分を盛り上げて、高周波ナイフで病変の周囲を切除します

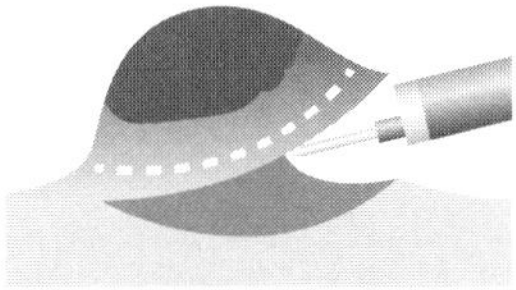

■放射線治療

直腸がんでは、切除可能ながんに対して、手術の効果を上げるための「補助放射線治療」を行う場合があります。手術前にがんの大きさを縮小したり、肛門を温存する場合に再発リスクを減らしたりすることが目的です。

放射線治療を行う時期は、手術前、手術中、手術後などがあり、薬物療法と組み合わせて行う場合もあります。

また、切除が難しい直腸がんや直腸がんの局所再発に対して、骨盤内のがんによる痛みや出血などの緩和を目的とする「緩和的放射線治療」を行う場合もあります。

■薬物療法（化学療法）

大腸がんの薬物療法の目的は二つあります。

一つめは、手術と組み合わせて行う「補助化学療法」です。手術後に行うことが多く、再発予防や、手術でがんを取り切れなかったときに、がんの増殖を抑えることを目的に行われます。肉眼では見えないがんが残っている可能性があるときにも有効です。

二つめは、切除可能な進行、再発大腸がんに対して行う「全身化学療法」です。手術が困難な場合に、がんの進行、症状を抑え、元気に暮らせる期間を伸ばす目的で行います。

●大腸がんで使われる主な抗がん剤

手術後の補助化学療法の対象となるのは、病期がⅡ期で再発リスクが高い場合と、Ⅲ期です。手術後1、2ヵ月以内に開始し、2～3週間おきに6ヵ月間行うのが一般的です。

抗がん剤の投与方法には、点滴、静脈注射、経口薬などがあります。

現在、大腸がんの治療では主にフルオロウラシル（5－FU）という抗がん剤が使用されています。5－FUはがん細胞の代謝を抑制し、がん細胞を死滅させます。

抗がん剤は、1種類のみを使用する場合と、複数組み合わせて使用する場合があります。1種類のみで使用する場合の中心となるのはフルオロウラシルです。

複数の抗がん剤を使用する場合にはフルオロウラシルに、他の抗がん剤やホリナートカルシウムなどを併用します。またフルオロウラシル、ホリナートカルシウムの代わりに、経口薬のカペシタビンやティーエスワンを選択する場合もあります。

大腸がん治療でよく選択される組み合わせ

●フォルフォックス療法（FOLFOX療法）

フルオロウラシル（5－FU）
＋
ホリナートカルシウム
＋
オキサリプラチン
の組み合わせ

●フォルフィリ療法（FOLFIRI療法）

フルオロウラシル（5－FU）
＋
ホリナートカルシウム
＋
イリノテカン
の組み合わせ
など

どちらの場合も、上記の組み合わせに分子標的薬を併用することが一般的です。

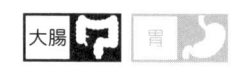

抗がん剤	
フルオロウラシル（5-FU）は、がん細胞の分裂を妨げ、がん細胞を死滅させる働きをし、大腸がんの薬物療法の中心となっています。	
○フルオロウラシル（5-FU）系の薬	・フルオロウラシル（5-FU） 注射薬
	・テガフール・ウラシル配合剤 (UFT) 経口薬
	・ティーエスワン（テガフール＋ギメラシル＋オテラシルカリウム配合剤）経口薬
	・カペシタビン（商品名ゼローダ） 経口薬
○トリフルリジンの製剤	トリフルリジン・チピラシル塩酸塩配合剤（商品名ロンサーフ）経口薬

フルオロウラシル（5-FU）に併用して使用する抗がん薬
○イリノテカン（商品名カンプト、トポテシン） 注射薬
○オキサリプラチン（商品名エルプラット） 注射薬

フルオロウラシル（5-FU）の働きを増強する薬剤
○ホリナートカルシウム（商品名ロイコボリン） 経口薬／注射薬

分子標的薬	
正常な細胞には影響がなく、がん細胞特有の分子のみを攻撃する薬が分子標的薬です。適応が増え使用されることが増えました。 主に切除が難しい進行がん、再発がんに使用します。	
○大腸がん治療に使用される主な分子標的薬	・ベバシズマブ（商品名アバスチン）注射薬
	・セツキシマブ（商品名アービタックス）注射薬
	・パニツムマブ（商品名ベクティビックス）注射薬
	・レゴラフェニブ（商品名スチバーガ）経口薬
	・ラムシルマブ（商品名サイラムザ）注射薬
	・アフリベルセプト ベータ（商品名ザルトラップ）注射薬

大腸がんの病期と治療法

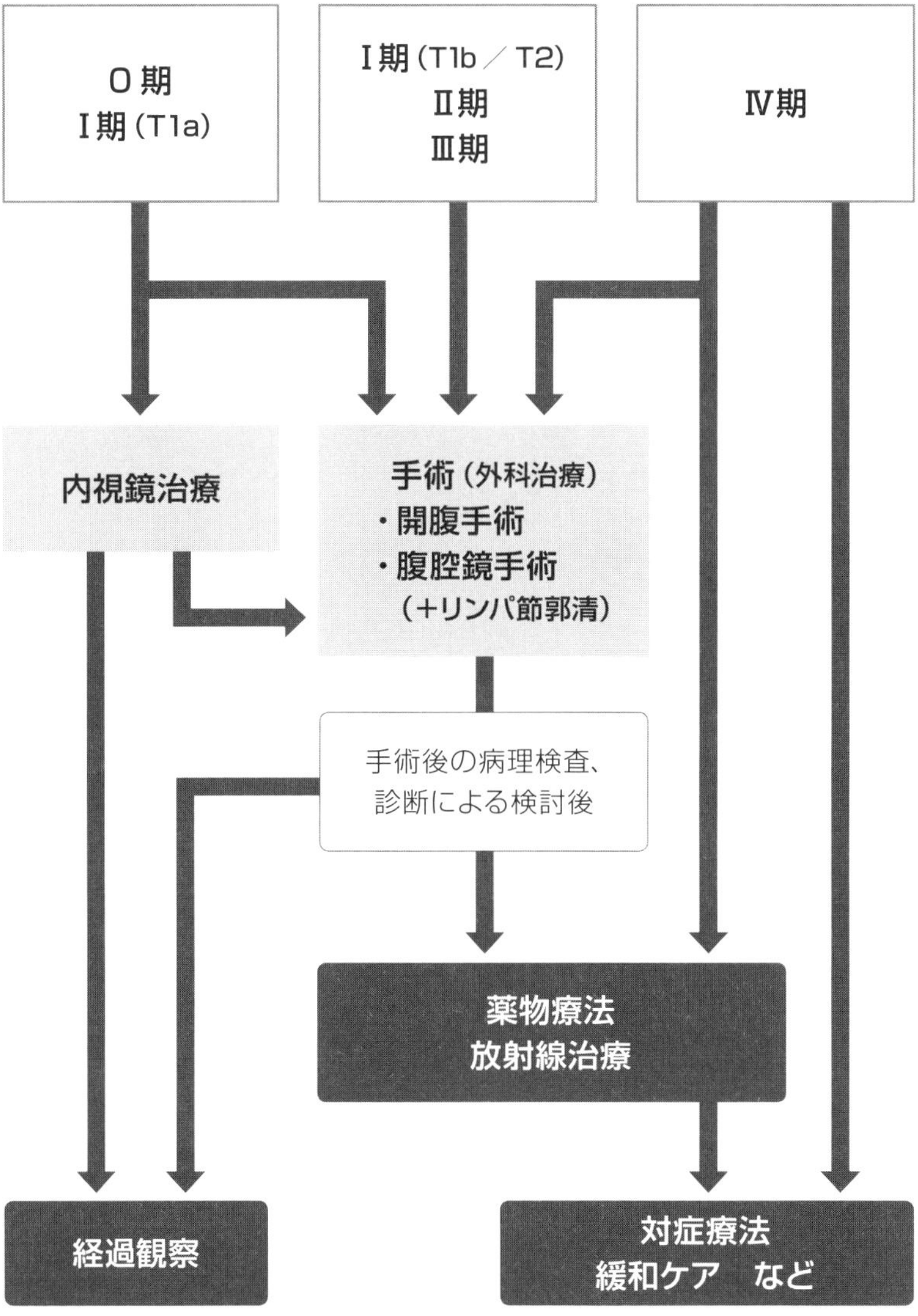

「大腸癌研究会編 大腸癌治療ガイドライン医師用 2016 年版（金原出版）
を元に国立がん研究センターがん対策情報センター作成」

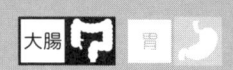

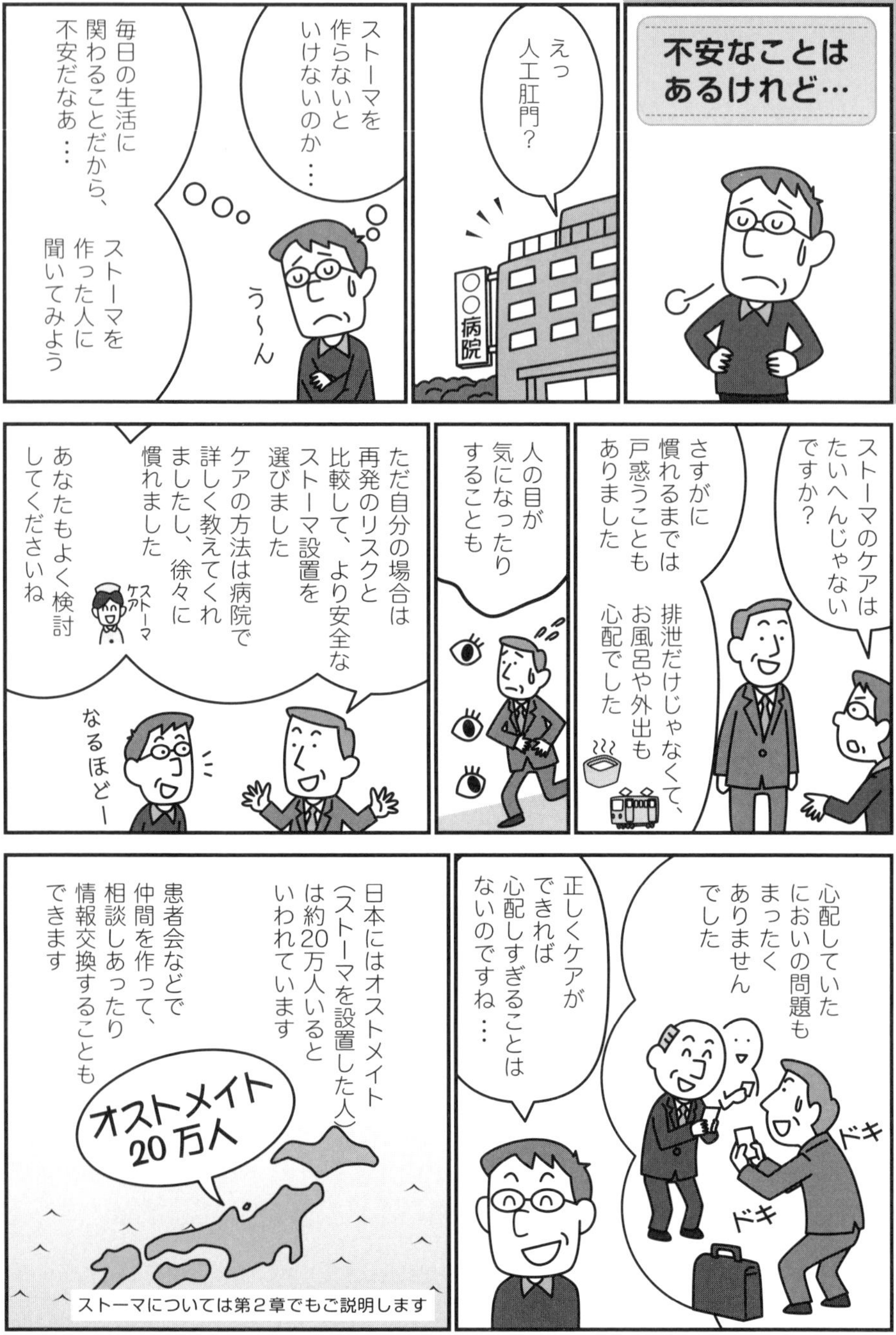
不安なことはあるけれど…
えっ 人工肛門？
○○病院
ストーマを作らないといけないのか…
う〜ん
毎日の生活に関わることだから、不安だなあ…
ストーマを作った人に聞いてみよう
ストーマのケアはたいへんじゃないですか？
さすがに慣れるまでは戸惑うこともありました
排泄だけじゃなくて、お風呂や外出も心配でした
人の目が気になったりすることも
ただ自分の場合は再発のリスクと比較して、より安全なストーマ設置を選びました
ケアの方法は病院で詳しく教えてくれましたし、徐々に慣れました
ストーマケア
あなたもよく検討してくださいね
なるほどー
心配していたにおいの問題もまったくありませんでした
ドキ
ドキ
正しくケアができれば心配しすぎることはないのですね…
日本にはオストメイト（ストーマを設置した人）は約20万人いるといわれています
患者会などで仲間を作って、相談しあったり情報交換することもできます
オストメイト20万人
ストーマについては第２章でもご説明します

大腸がん治療の合併症

大腸がんの手術などの影響で合併症が起こることがあります。

●縫合不全《ほうごうふぜん》

手術で縫い合わせた腸管同士がうまくつながらないことがあります。これを縫合不全といいます。直腸や肛門付近の手術で起こりやすく、発症率は結腸がんが約1・5％、直腸がんが約5％です。さらに、肛門近くでつなぐ手術では30％となります

縫合不全になると、つなぎめから腸内の物が漏れ出てしまいます。症状は発熱、悪寒、激烈な腹痛などです。

縫合不全に気づいたら、食事や水分をとらずに抗菌薬を点滴して様子をみますが、腹膜炎を起こしているときには、再手術を行います。その際、一時的に人工肛門を設置し、縫合不全の部分に腸の内容物が流れ込まないようにします。3ヵ月から半年ほどその状態を保ち、つなぎめがふさがったら人工肛門は閉鎖します。

一時的な人工肛門の設置は、縫合不全の頻度が高い肛門付近の手術でも行うことがあります。縫合不全がないことが確認できたら、人工肛門は閉鎖します。

●創感染《そうかんせん》

手術で縫ったお腹の傷に、細菌などが感染して化膿します。傷口が赤く腫れて痛んだり、熱

を帯びたり、傷口に膿がたまることがあります。お腹の表面のトラブルであまり臓器には影響しません。

大腸には便があるため、他の部分の手術に比べて創感染が起こりやすく、発症率は約10～15％にのぼります。

創感染を起こしたときは、傷の手当をして様子をみます。それでもよくならないときには、縫った部分の皮膚を開き、患部の膿を出すと、次第によくなる場合が大半です。

●腸閉塞（イレウス）

手術後に腸管が曲がったりねじれたり、癒着したりして狭くなって起こります。手術後に、便通やおならが出にくかったり、腹痛や吐き気などが生じたときは注意が必要です。

2、3日便通もおならも出ないような場合には食事や水をとらずに様子を見て、受診しましょう。

危険な絞扼性《こうやくせい》腸閉塞

腸閉塞の一種である絞扼性腸閉塞は腸がねじれたり締めつけられたりして血行障害を起こしてしまっている状態です。この状態で時間が経つと、腸管が壊死《えし》（組織の細胞が死んで腐る）する恐れがあります。

症状は、激しい腹痛や嘔吐が間断なく続き、ショック症状を起こす場合もあります。

治療は手術が必要で、腸管のねじれを治し、壊死している部分があれば壊死した腸管を切除して両端を吻合します。

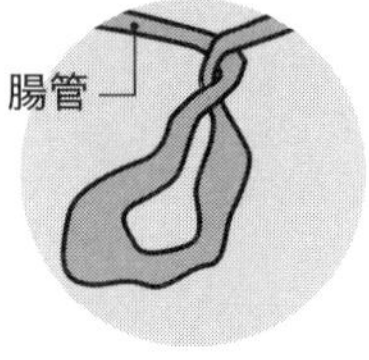

腸閉塞とともに血行障害を起こす

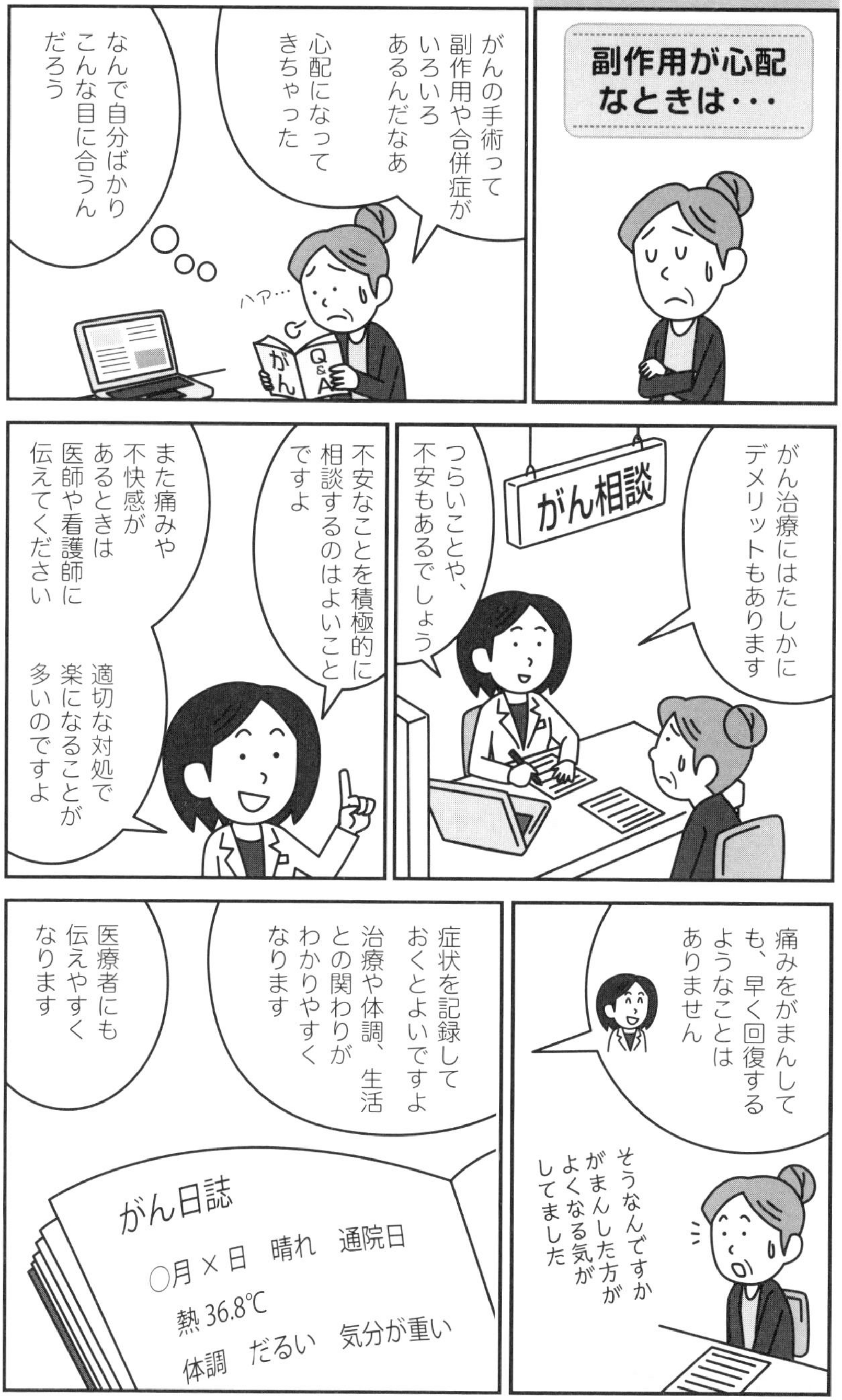
副作用が心配なときは・・・
がんの手術って副作用や合併症がいろいろあるんだなぁ 心配になってきちゃった
ハア…
がん Q&A
なんで自分ばかりこんな目に合うんだろう
がん治療にはたしかにデメリットもあります
がん相談
つらいことや、不安もあるでしょう
不安なことを積極的に相談するのはよいことですよ
また痛みや不快感があるときは医師や看護師に伝えてください 適切な対処で楽になることが多いのですよ
痛みをがまんしても、早く回復するようなことはありません
そうなんですか がまんした方がよくなる気がしてました
症状を記録しておくとよいですよ 治療や体調、生活との関わりがわかりやすくなります
医療者にも伝えやすくなります
がん日誌
○月×日 晴れ 通院日
熱 36.8℃
体調 だるい 気分が重い

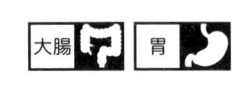

抗がん剤・放射線治療の副作用と対応

抗がん剤や放射線の治療では副作用があらわれることがあります。個人差は大きく、またありふれた症状も多いため、知らないと副作用だと気づかない場合もあります。

副作用に早めに対処することで軽く抑えられる場合もあるので、症状に気づいたら記録し、早めに医師に相談しましょう。

抗がん剤による副作用

比較的頻度の高い副作用は、吐き気、脱毛、白血球の減少です。

その他、貧血、出血、吐き気、口内炎、下痢、味覚の変化、脱毛、皮膚の障害、爪の変形などが起こります。赤血球の減少、白血球の減少などは、自覚症状がなく血液検査によってわかります。

副作用の原因と対応

●吐き気、嘔吐

脳内の神経が刺激されることで吐き気、嘔吐が起こります。放射線を併用した場合は、照射部位により、食道、胃粘膜の炎症が原因で吐き気や嘔吐が引き起こされることもあります。

医師から、吐き気を抑える薬（制吐剤《せいとざい》）を処方された場合は必ず服用しましょう。その他、食事量を事前に減らす、投与の数時間前は食べないようにするなどの対応策があります。

抗がん剤によって副作用があらわれる時期

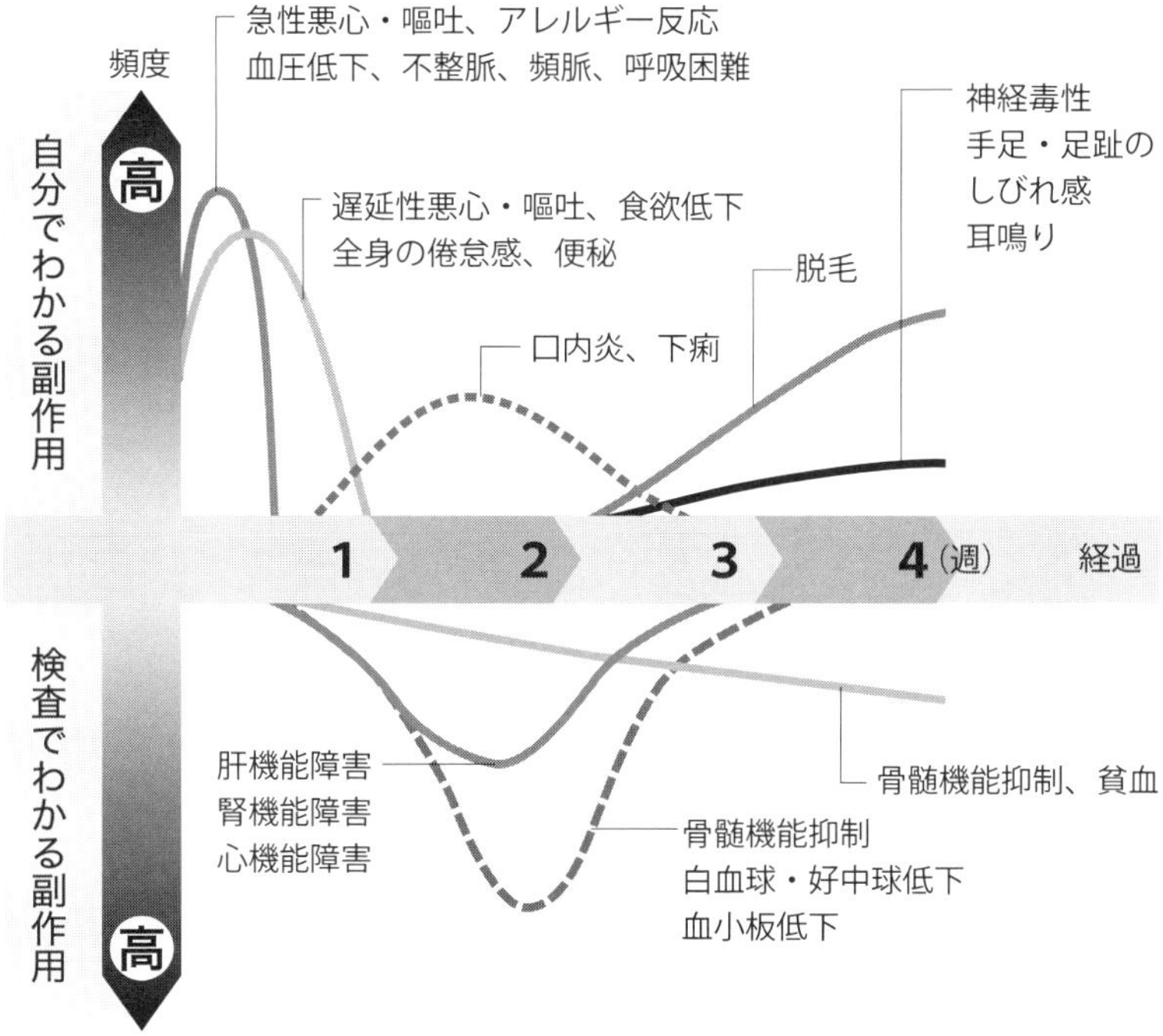

実際の発現頻度／程度、時期には個人差があります。

『国立がん研究センター 小児がん情報サービス』より

投与の当日	吐き気・嘔吐、アレルギー反応、血圧低下、血管痛、発熱など
投与から2～7日の間	疲れやすい、だるい、食欲不振、吐き気・嘔吐、便秘、下痢など
投与から7～14日の間	口内炎、下痢、食欲不振、胃もたれ、骨髄機能の抑制（白血球の減少、血小板の減少）など
投与から14～28日の間	脱毛、皮膚の角化やしみ、手足のしびれ、膀胱炎、貧血（骨髄機能の抑制によるもの）など

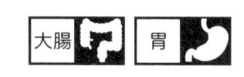

●下痢

腸管や消化管の粘膜が刺激され、下痢が起こる場合があります。下痢の出現時期は薬によって異なり、多くは抗がん剤投与2～10日後です。

下痢が生じたら脱水を起こさないようにこまめに水分補給を行います。食事は少量にして回数を増やし、消化のよいものを食べます。

下痢の回数が1日に15回以上の場合は、病院に連絡しましょう。

●便秘

自律神経が薬剤や精神的ストレスの影響を受けることと、副作用対策のための制吐剤によって腸の運動が弱くなることなどが原因で便秘が起こることもあります。

水分を十分にとり、繊維の多い食べ物を選びましょう。また軽い運動や入浴もよいでしょう。

●口内炎

抗がん剤が粘膜に影響を与えることが原因の場合と、赤血球、白血球、血小板の減少によって局所感染した二次性障害によって起こる場合があります。

痛みが強い場合には、消毒作用や痛み止めの作用のあるうがい薬を使ったり、炎症を抑え鎮痛効果のある塗り薬や貼り薬を使用することもあります。

食事では、熱いもの、塩分、酸味、香辛料など刺激の強いものは避けます。

●感染症

抗がん剤の投与を受けてから7～14日目に白血球の数が減少し、細菌などに感染しやすい状態になります（成人の白血球は、基準値で2000～8000個／μLといわれています）。白血球数が1000個／μL以下、好中球数も1000個／μL以下の場合には注意が必要です。

口、肺、皮膚、尿路、腸、肛門、性器などでの感染症の他、敗血症など全身の感染症を引き起こすことがあります。

治療後も定期的に、血液検査（白血球数、好中球数、ヘモグロビン、血小板数）を行い、その結果により、治療の間隔をあけたり、白血球を増やす薬や抗生物質を使用します。

●貧血

赤血球の減少により、だるさや疲れやすさ、めまい、息切れなどの貧血症状を感じることがあります。

立ちくらみによる転倒に注意します。また十分な休養をとりましょう。

●出血

抗がん剤の影響で血小板が減少し、出血しやすくなったり、血が止まりにくくなったりします。出血には、内出血（衣類の締めつけ、長時間同じ姿勢による圧迫が原因）、口内出血（歯みがきなど）、鼻血、血便、血尿、皮膚の点状出血などがあります。

血が止まりにくくなっているので、なるべく

▶ **好中球**　白血球の構成成分の一種で、細菌や真菌（かび）などの感染を防ぐ働きをする

出血しないように注意します。

　出血があるときは、血流を抑えるためまず安静にしましょう。血液を固まりにくくするのでお酒も控えます。

●しびれ

　抗がん剤により末梢神経がダメージを受けることで手先、足先のしびれや冷えを感じ、動かしづらい、転びやすいなどの症状があらわれることがあります。抗がん剤治療が終わっても神経の回復には時間がかかります。徐々に軽減しますが1年以上長引くこともあります。

　感覚が鈍くなっていると、外傷ややけどなどに気づきにくくなるので注意しましょう。

　また薬物治療で改善することがあるので、症状に気づいたら早めに医師に相談しましょう。

●脱毛

　抗がん剤の種類によって、脱毛するものとしないものがあります。なかでもがん細胞のDNA合成を阻害する目的で使用されるパクリタキセルではよく報告されます。髪の抜け方には個人差があり、髪以外の部分（体毛、眉毛、陰毛）でも起こることがあります。

　脱毛は、抗がん剤投与の2～3週間後に多く起こります。急に髪が抜けることが多いので、精神的に落ち込みやすくなります。あらかじめ髪を短く切っておく人もいます。また頭皮が刺激を受けやすくなっています。帽子などは柔らかい素材のものを用意しておくとよいでしょう。

なお、脱毛した髪の毛は、抗がん剤治療が終われば、3～6ヵ月後には再び生えてきます。

放射線による副作用

放射線治療の副作用は、放射線を照射した部位に起こる局所的なものと、全身的なものがあります。

副作用の症状には、皮膚の変化、疲労感、だるさ、倦怠感、食欲不振、白血球の減少（感染しやすくなる）、赤血球の減少（貧血）、血小板減少（出血しやすくなる）などがあります。

治療中や、終了後すぐ（急性期）にあらわれる副作用が大半ですが、ごくまれに、晩期（治療が終了して半年～数年経過後）に起こることがあります。

副作用の原因と対応

●疲労感、だるさ、倦怠感

放射線治療中の疲れは、放射線による影響の他、がんになったことによる精神的、身体的疲労が加わっても起こります。

治療中は過度な運動を避け、疲れやだるさを感じたら、無理をしないで休みましょう。調子のよいときは、適度な運動を行い、十分な睡眠をとることも重要です。

●食欲不振

放射線照射による食道、胃粘膜の炎症などが原因で食欲が減退することがあります。

食欲不振とはいえ粘膜の修復のためには、それなりに栄養をとることが望まれます。少量ずつ、数回に分けて食べたり、高カロリーの食事をとったりします。食べられない場合は無理をせず医師に相談します。

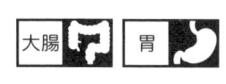

●白血球の減少、赤血球の減少、血小板の減少

血液細胞は、骨髄《こつずい》でつくられます。骨髄がたくさんある骨盤《こつばん》、胸骨、椎体《ついたい》などの広範囲に放射線が照射されると、骨髄で血液細胞をつくる能力が低下（骨髄抑制）して、白血球、赤血球、血小板が減ることがあります。

白血球が減少すると、感染症にかかりやすくなります。赤血球の減少は、貧血を起こしやすく、血小板が減少すると出血しやすくなります。

放射線治療を広範囲に行っている場合は、定期的に血液検査をして、血球数の変化を観察します。白血球、血小板の減少が強いときには治療を休止することがあります。ただし、放射線治療だけで治療を中止しなければならないほど血液細胞が減少することはまれです。

●皮膚障害

放射線は細胞分裂が盛んな細胞に働きかける作用があり、皮膚をつくる細胞（基底細胞《きていさいぼう》）は、がん細胞と同様に分裂が盛んです。そのため放射線治療により基底細胞が影響を受け、皮膚障害（乾燥、かゆみ、ヒリヒリ感、熱感、色調の変化、発赤、色素沈着、色素脱失、むくみ、表皮剥離《はくり》など）を起こすことがあります。一般的には照射量が多く、照射部位が広いほうが影響を受けやすくなります。また照射対象が浅い方が表皮の皮膚障害は起こりやすくなります。

通常は、照射終了後2週間から1ヵ月程度で回復します。しかし、汗腺《かんせん》や脂腺《しせん》など機能回復に時間がかかる部位の障害では、汗をかきにくいなどの症状が残る場合があります。

治療前にどのような副作用が予想されるか説明を聞き、予防的なケアを行います。照射部位を擦ったり、かいたり刺激しないようにしましょう。照射部位を清潔に保ち、保湿して保護することも大切です。

●その他

あまり多くはありませんが、時間がたってから副作用があらわれることもありますので、治療後も経過観察で様子を確認していきます。

たとえば、放射線にはがんを治す力とともに、がんを作り出してしまう力もあります。非常に低い確率ですが、放射線が照射された部位からがんができるケース（二次がんの発生　10年以上経過後に起こる）があります。

また、男女とも、生殖器付近への照射を行う場合には、線量によっては不妊などの影響が出る可能性があります。胃がん、大腸がんの場合はあまり影響はありませんが、将来妊娠・出産を希望する場合、また妊娠・授乳中の人は、念のため治療開始前に担当医に相談が必要です。

家庭での工夫でできる副作用対策によって、症状が軽減することもあります。

➡122ページ　自分でできる副作用対策

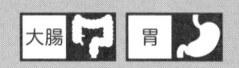

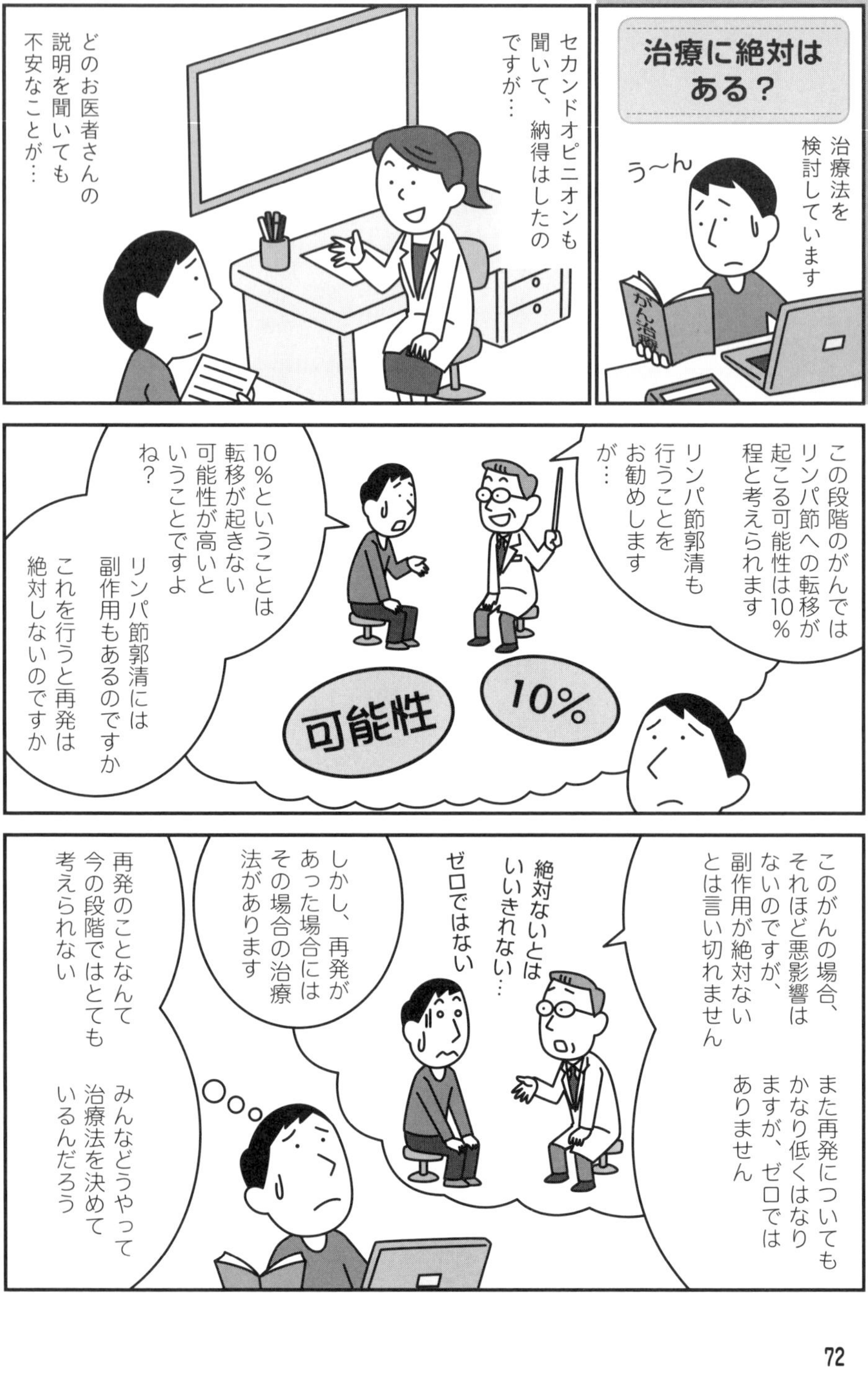
治療に絶対はある？
治療法を検討しています
う～ん
がん治療
セカンドオピニオンも聞いて、納得はしたのですが…
どのお医者さんの説明を聞いても不安なことが…
この段階のがんではリンパ節への転移が起こる可能性は10％程と考えられます
リンパ節郭清も行うことをお勧めしますが…
10%ということは転移が起きない可能性が高いということですよね？
リンパ節郭清には副作用もあるのですか
これを行うと再発は絶対しないのですか
10%
可能性
このがんの場合、それほど悪影響はないのですが、副作用が絶対ないとは言い切れません
また再発についてもかなり低くはなりますが、ゼロではありません
絶対ないとはいいきれない…
ゼロではない
しかし、再発があった場合にはその場合の治療法があります
再発のことなんて今の段階ではとても考えられない
みんなどうやって治療法を決めているんだろう

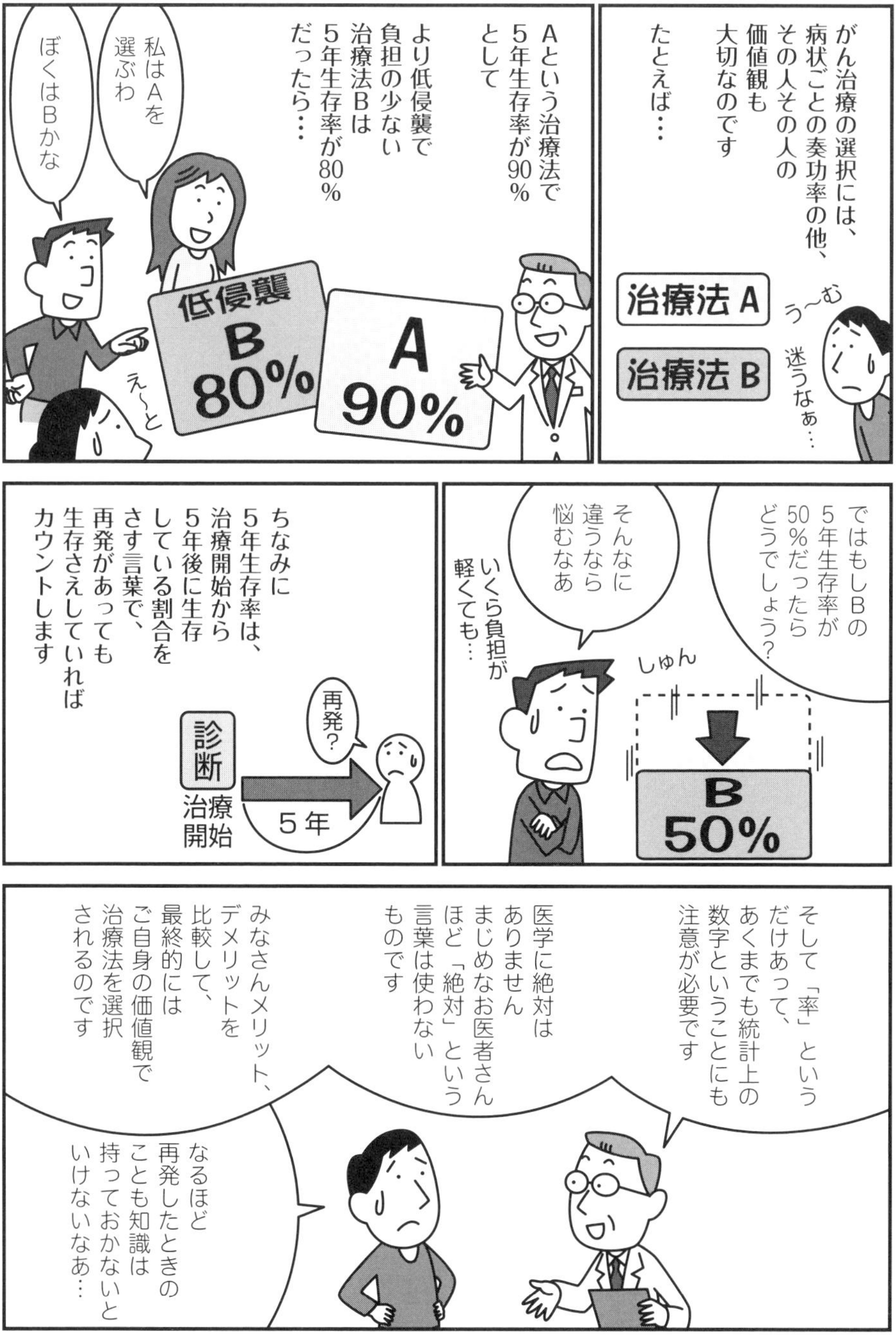
がん治療の選択には、病状ごとの奏功率の他、その人その人の価値観も大切なのです
たとえば…
治療法A
治療法B
う～む
迷うなぁ…
Aという治療法で5年生存率が90%として
より低侵襲で負担の少ない治療法Bは5年生存率が80%だったら…
A 90%
低侵襲 B 80%
私はAを選ぶわ
ぼくはBかな
え～と
ではもしBの5年生存率が50%だったらどうでしょう?
そんなに違うなら悩むなぁ
いくら負担が軽くても…
しゅん
B 50%
ちなみに5年生存率は、治療開始から5年後に生存している割合をさす言葉で、再発があっても生存さえしていればカウントします
再発?
診断
治療開始
5年
そして「率」というだけあって、あくまでも統計上の数字ということにも注意が必要です
医学に絶対はありませんまじめなお医者さんほど「絶対」という言葉は使わないものです
みなさんメリット、デメリットを比較して、最終的にはご自身の価値観で治療法を選択されるのです
なるほど再発したときのことも知識は持っておかないといけないなあ…

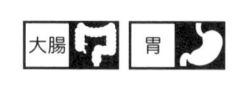

●胃がん・大腸がんの先進医療、治験

「先進医療」という言葉を聞いたことがある人もいらっしゃることでしょう。誤解されることがありますが、「先進」といっても、標準治療よりも優れた、効果の高い治療というわけではありません。

がん治療では基本的に、病期やタイプごとにそのときの科学的根拠に基づいてもっとも安全で効果が高いと考えられる治療法が診療ガイドラインにより細かく示されています。これが「標準治療」です。全国どこの医療機関で診療を受けても、同じ水準の治療が受けられることを目指しています。そして標準治療は基本的に健康保険が適応され、費用負担も軽くて済みます。

一方の先進医療とは、厚生労働省が定めた「高度な医療技術を用いた治療」のことで、特定の大学病院などで研究、実施されている医療技術です。

先進医療にかかる費用は健康保険が利用できず全額自己負担となります。ただし、先進医療以外の保険診療部分は健康保険を使うことができます。先進医療以外の保険外の治療法（自由診療）を利用すると、その他の部分も全額自己負担になってしまうので、この点が他の未認可の治療法との違いになります。

がん治療は世界中で盛んに研究が行われています。現在研究中の新しい治療法が、今の標準治療に取って替わるということもあるでしょう。

先進医療のなかには、実際の患者さんに使用して有効性や安全性を検証するための臨床試験への参加者を募集しているケースもあります。

臨床試験のうち、厚生労働省から新しい薬や医療機器の承認を得るために行うものを「治験」といいます。

治験には、製薬会社が自社製品の承認を受けるために行う企業治験、医療上の必要性により医師自らが行う医師主導治験、治験の参加基準からは外れますが、命に関わる重大な病気で、既存の治療法に有効なものがないなどの理由から、人道的見地で行われる拡大治験などがあります。

種類や実施している医療機関は厚生労働省のホームページで公開されています。

「先進医療と自己負担」

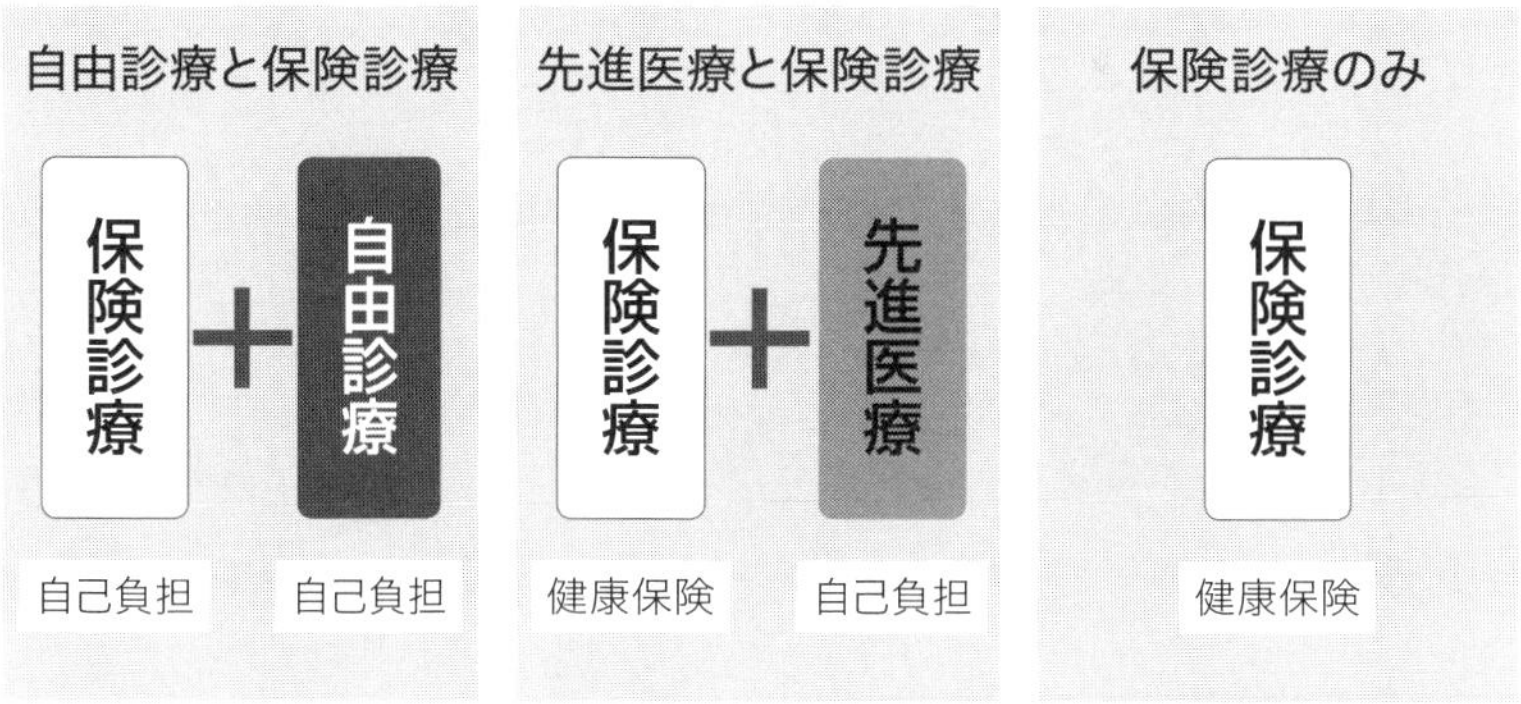
自由診療と保険診療
保険診療
自由診療
自己負担
自己負担
先進医療と保険診療
保険診療
先進医療
健康保険
自己負担
保険診療のみ
保険診療
健康保険

全額自己負担することになります

先進医療部分のみ自己負担し、保険診療部分については健康保険を利用できます

健康保険を利用できます

治験や先進医療を実施する施設や期間などは限られていて、参加できる対象者の条件（適格基準）も細かく決まっています。受けられるかどうかは治療を担当している医師を通して判断されます。

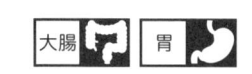

参加者は創薬ボランティアと呼ばれ、治験にかかる費用は払わなくて済むことが一般的です。

特定の病院でしか受けられないうえに、通院や検査の回数が増えたり、報告書を作成したりする必要がある場合もあります。プラセボという偽薬《ぎやく》を使用する場合もあります。デメリットについても事前によく確認しておきましょう。

参加を検討したいときは、まず担当医に相談しましょう。

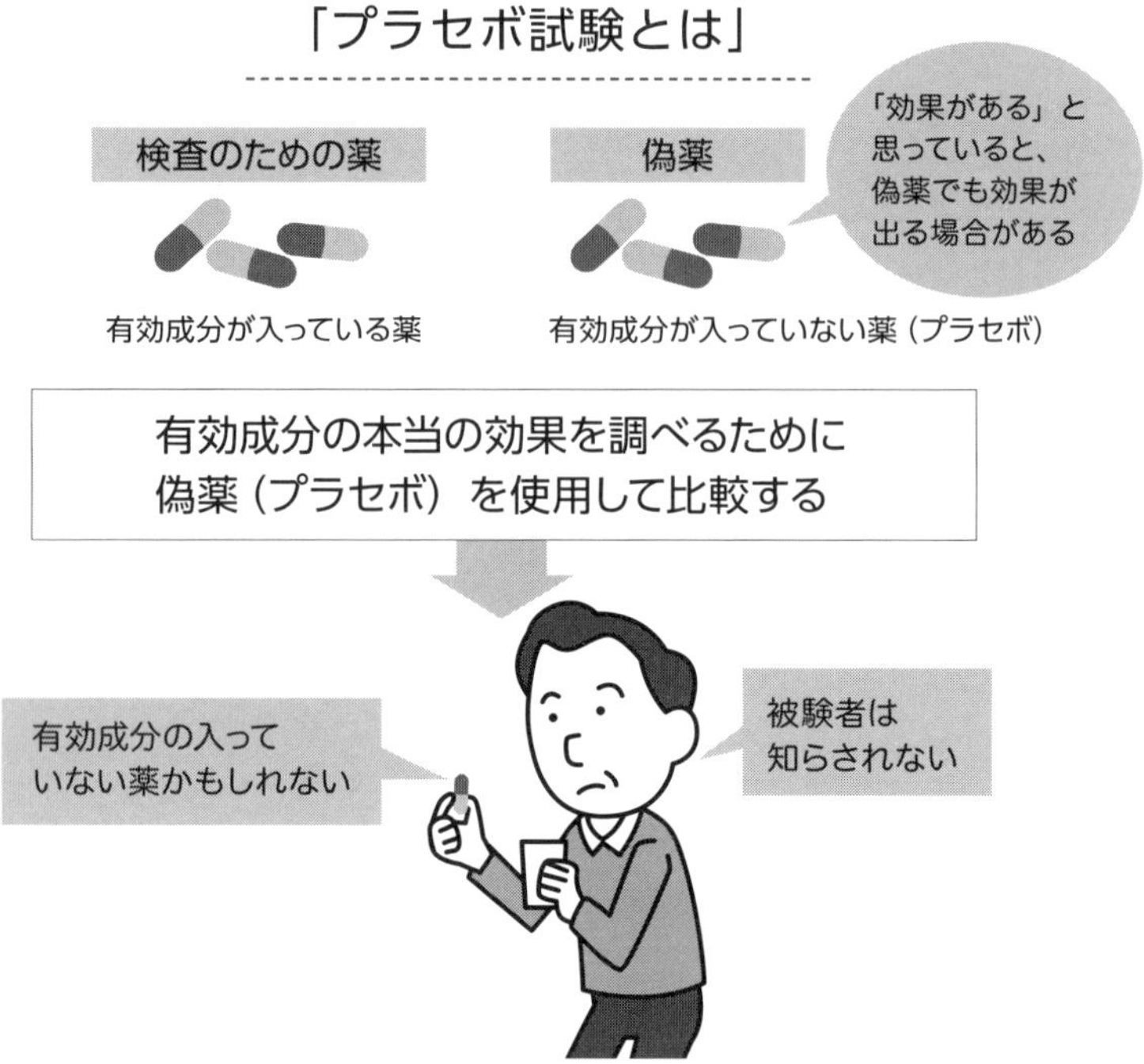
「プラセボ試験とは」
検査のための薬
偽薬
「効果がある」と思っていると、偽薬でも効果が出る場合がある
有効成分が入っている薬
有効成分が入っていない薬（プラセボ）
有効成分の本当の効果を調べるために偽薬（プラセボ）を使用して比較する
有効成分の入っていない薬かもしれない
被験者は知らされない

第2章

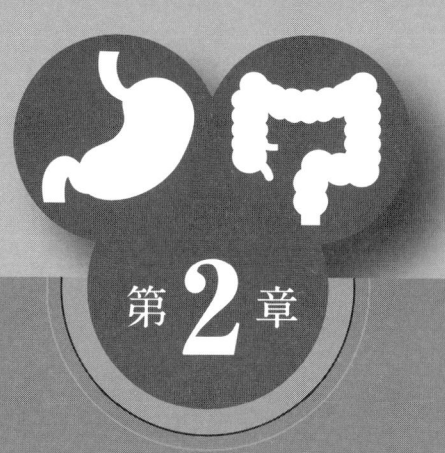

手術後の過ごし方

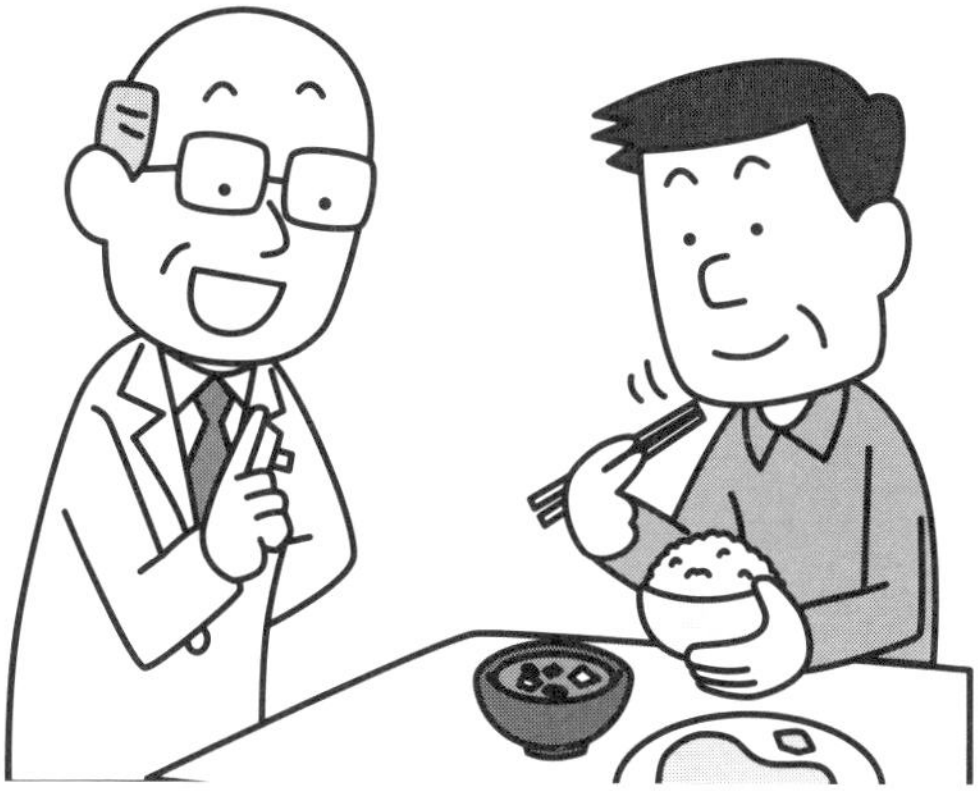

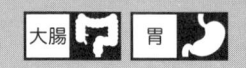

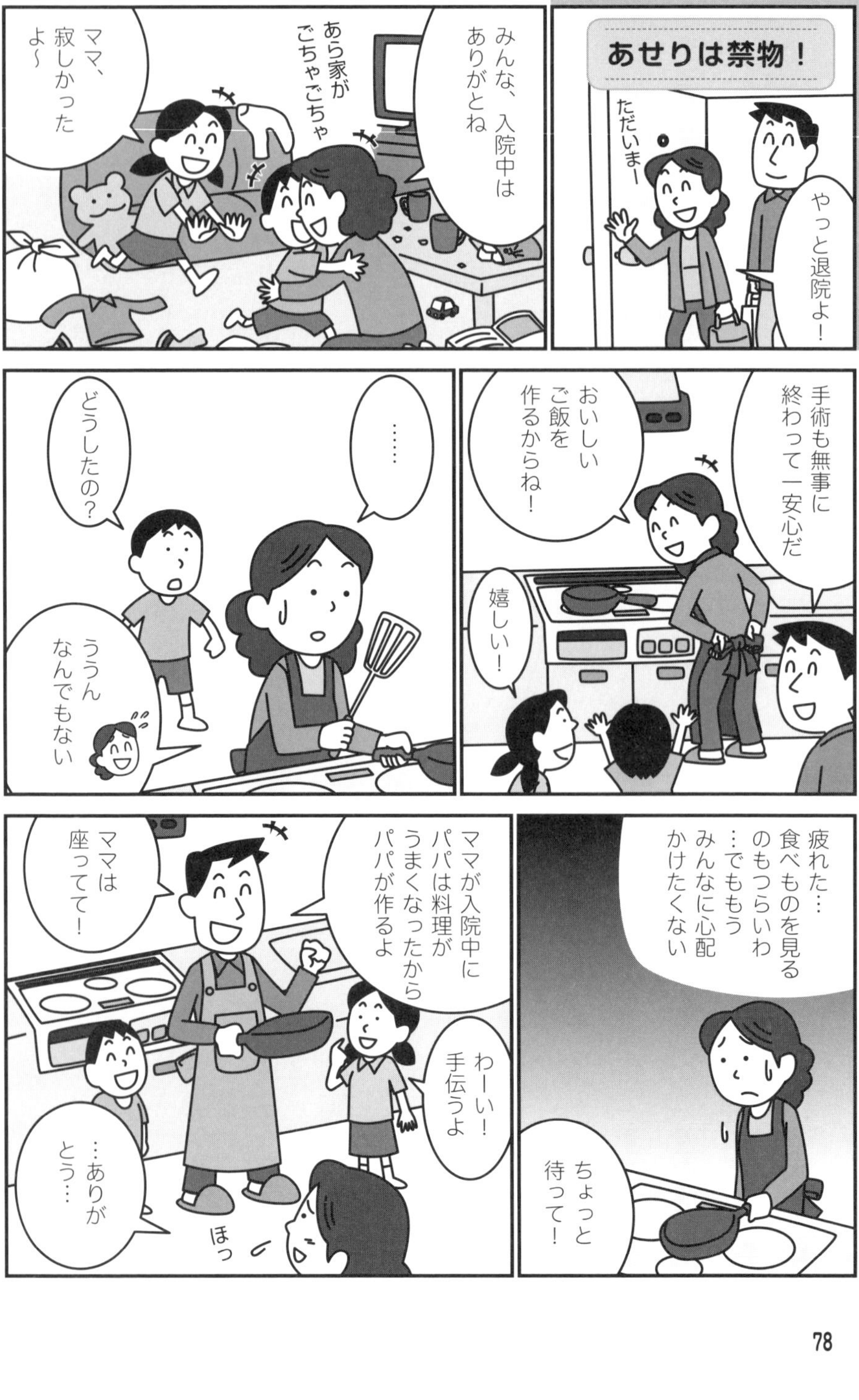
あせりは禁物！
ただいまー
やっと退院よ！
みんな、入院中はありがとね
あら家がごちゃごちゃ
ママ、寂しかったよ～
手術も無事に終わって一安心だ
おいしいご飯を作るからね！
嬉しい！
……
どうしたの？
ううんなんでもない
疲れた…食べものを見るのもつらいわ…でももうみんなに心配かけたくない
ちょっと待って！
ママが入院中にパパは料理がうまくなったからパパが作るよ
ママは座ってて！
わーい！手伝うよ
…ありがとう…
ほっ

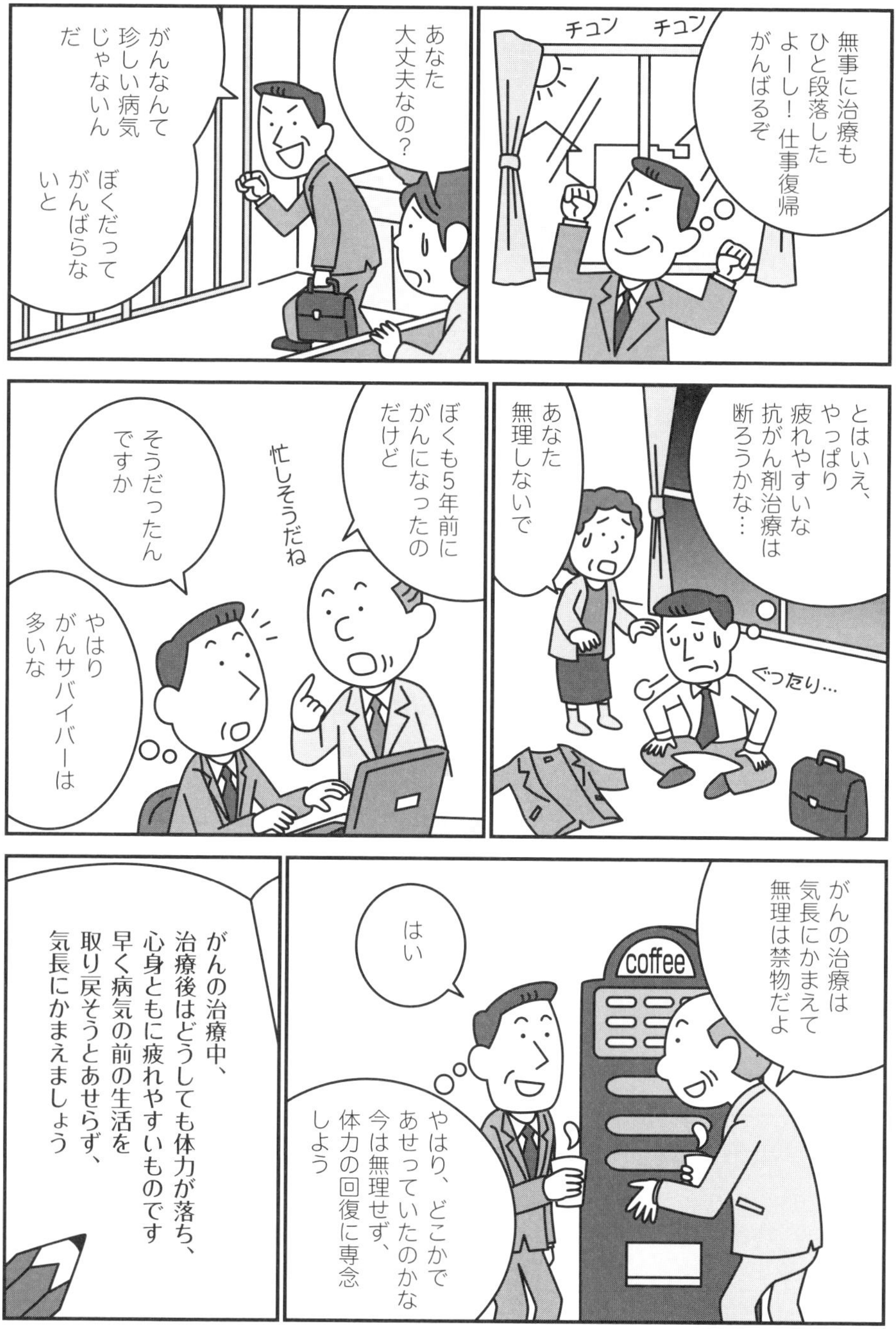
チュン　チュン
無事に治療もひと段落した よーし！ 仕事復帰がんばるぞ
あなた大丈夫なの？
がんなんて珍しい病気じゃないんだ
ぼくだってがんばらないと
とはいえ、やっぱり疲れやすいな 抗がん剤治療は断ろうかな…
あなた無理しないで
ぐったり…
ぼくも5年前にがんになったのだけど
忙しそうだね
そうだったんですか
やはりがんサバイバーは多いな
がんの治療は気長にかまえて無理は禁物だよ
coffee
はい
やはり、どこかであせっていたのかな 今は無理せず、体力の回復に専念しよう
がんの治療中、治療後はどうしても体力が落ち、心身ともに疲れやすいものです
早く病気の前の生活を取り戻そうとあせらず、気長にかまえましょう

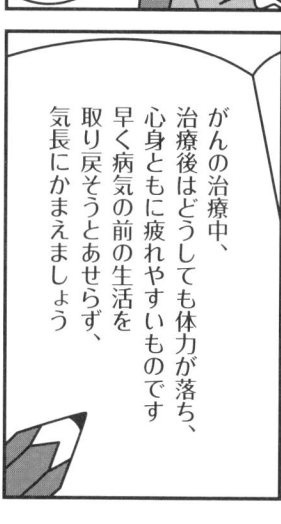

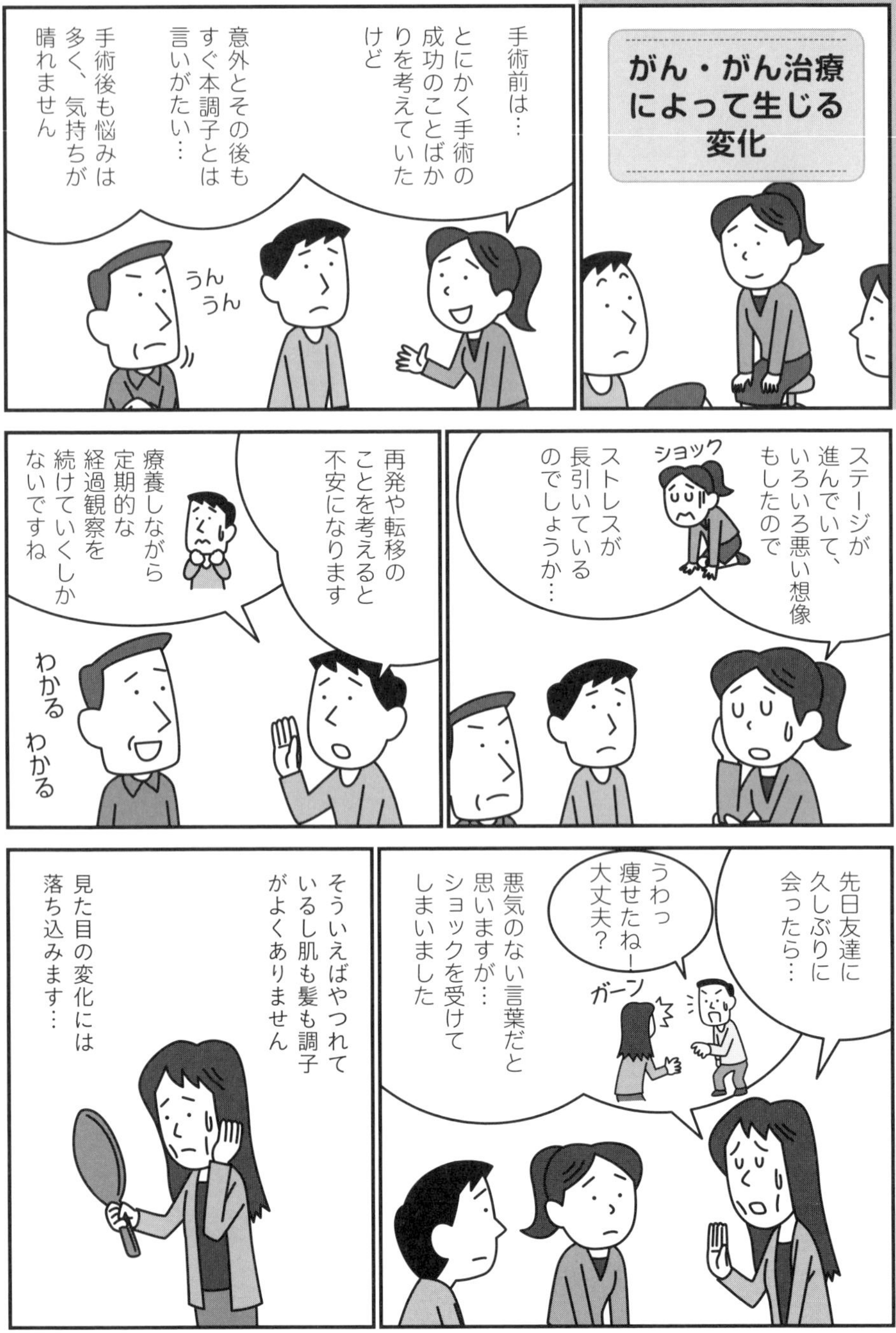
がん・がん治療によって生じる変化
手術前は…
とにかく手術の成功のことばかりを考えていたけど
意外とその後もすぐ本調子とは言いがたい…
手術後も悩みは多く、気持ちが晴れません
うんうん
ステージが進んでいて、いろいろ悪い想像もしたので
ショック
ストレスが長引いているのでしょうか…
再発や転移のことを考えると不安になります
療養しながら定期的な経過観察を続けていくしかないですね
わかるわかる
先日友達に久しぶりに会ったら…
うわっ痩せたね！大丈夫？
ガーン
悪気のない言葉だと思いますが…ショックを受けてしまいました
そういえばやつれているし肌も髪も調子がよくありません
見た目の変化には落ち込みます…

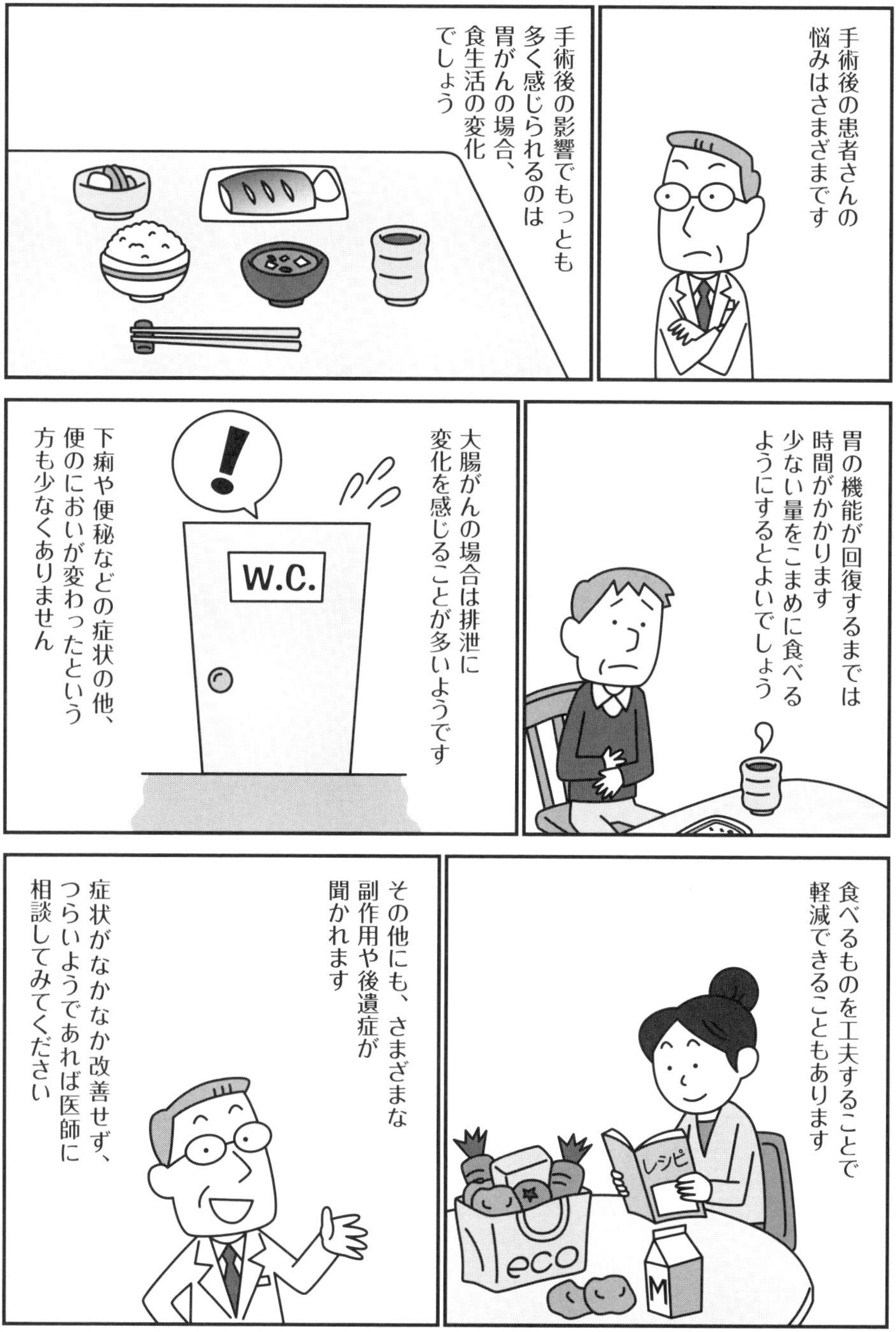
手術後の患者さんの悩みはさまざまです
手術後の影響でもっとも多く感じられるのは胃がんの場合、食生活の変化でしょう
胃の機能が回復するまでは時間がかかります少ない量をこまめに食べるようにするとよいでしょう
大腸がんの場合は排泄に変化を感じることが多いようです
W.C.
下痢や便秘などの症状の他、便のにおいが変わったという方も少なくありません
食べるものを工夫することで軽減できることもあります
レシピ
eco
M
その他にも、さまざまな副作用や後遺症が聞かれます
症状がなかなか改善せず、つらいようであれば医師に相談してみてください

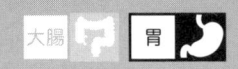

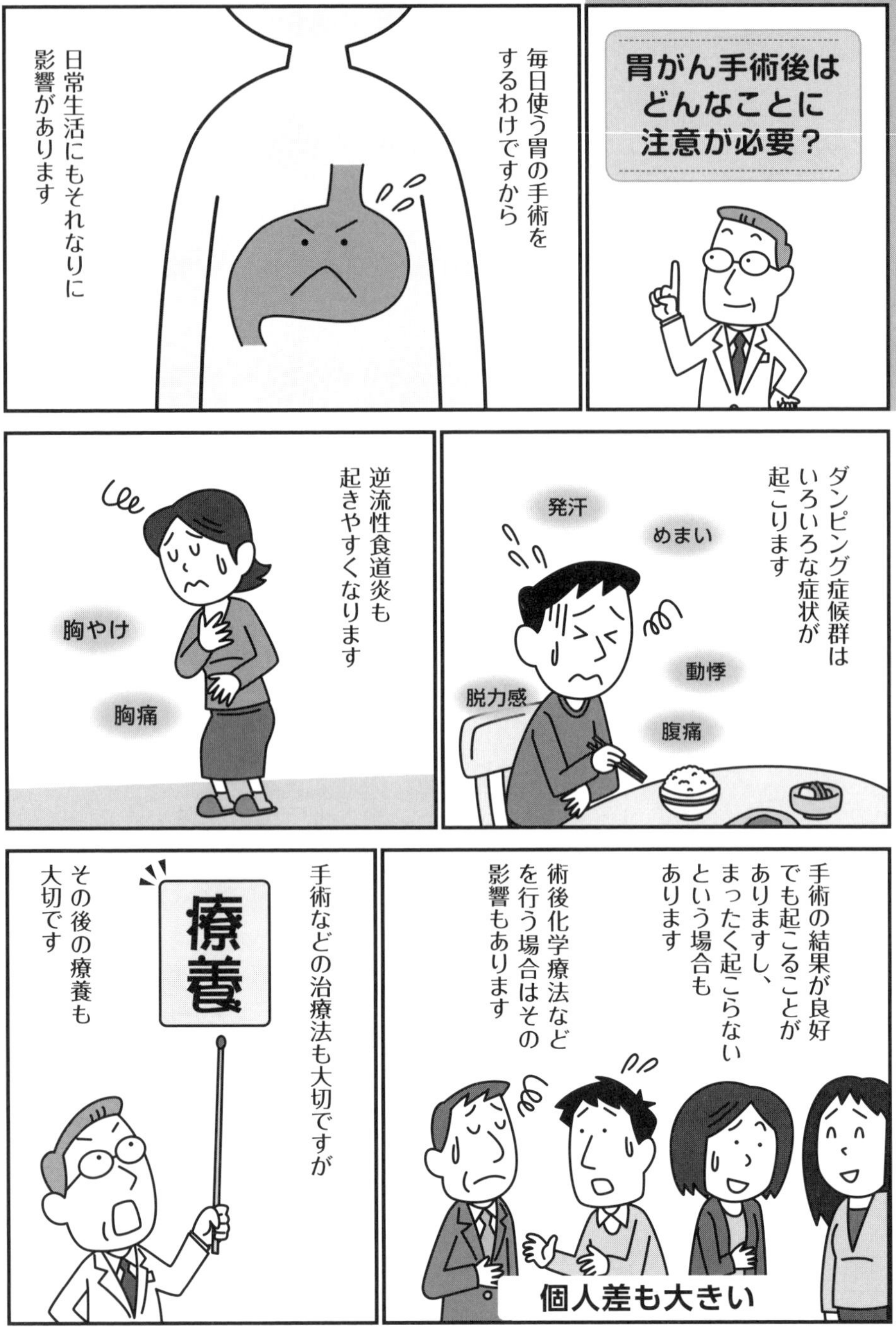
胃がん手術後はどんなことに注意が必要？
毎日使う胃の手術をするわけですから
日常生活にもそれなりに影響があります
ダンピング症候群はいろいろな症状が起こります
発汗
めまい
動悸
脱力感
腹痛
逆流性食道炎も起きやすくなります
胸やけ
胸痛
手術の結果が良好でも起こることがありますし、まったく起こらないという場合もあります
術後化学療法などを行う場合はその影響もあります
個人差も大きい
手術などの治療法も大切ですが
療養
その後の療養も大切です

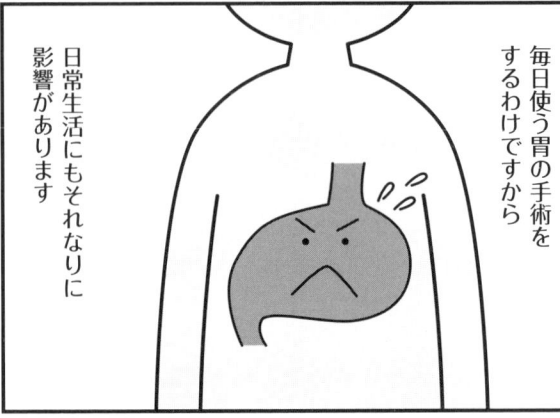

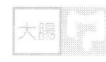

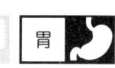

胃手術による機能障害

外科手術後は、胃腸の働きが低下し、多くの人に機能障害があらわれます。一度に食べられる量も少なくなることがふつうです。手術後6ヵ月~1年ほど続きますが、食事のとり方に慣れてくると徐々に落ちつきます。

機能障害で代表的なものを紹介します。違和感や痛みがあるときは、医師に相談しましょう。

●小胃症状

胃切除により、食べ物をためる機能が低下し、胃もたれや吐き気が起こりやすくなります。手術後は意識してよく噛み、少しずつゆっくり食事をするようにしましょう。

●ダンピング症候群

胃がん手術の代表的な合併症で、胃から腸へ急速に食べ物が送られることにより生じます。

幽門側胃切除術（38ページ）や胃全摘術（38ページ）などで幽門を切除すると、食べたものが胃から腸へ早く、多く送り出されるようになります。このため、腸液やホルモンの分泌が過剰になり、めまい、発汗、動悸、脱力感、腹痛などの症状があらわれます。これらは食事中や食後20~30分以内に起こることが多く、「早期ダンピング症状」と呼ばれています。

予防法は、1回の食事量を減らし、よく噛んでゆっくり食べること、食事中の水分摂取を控えめにすることなどです。

ダンピング症候群と逆流性食道炎

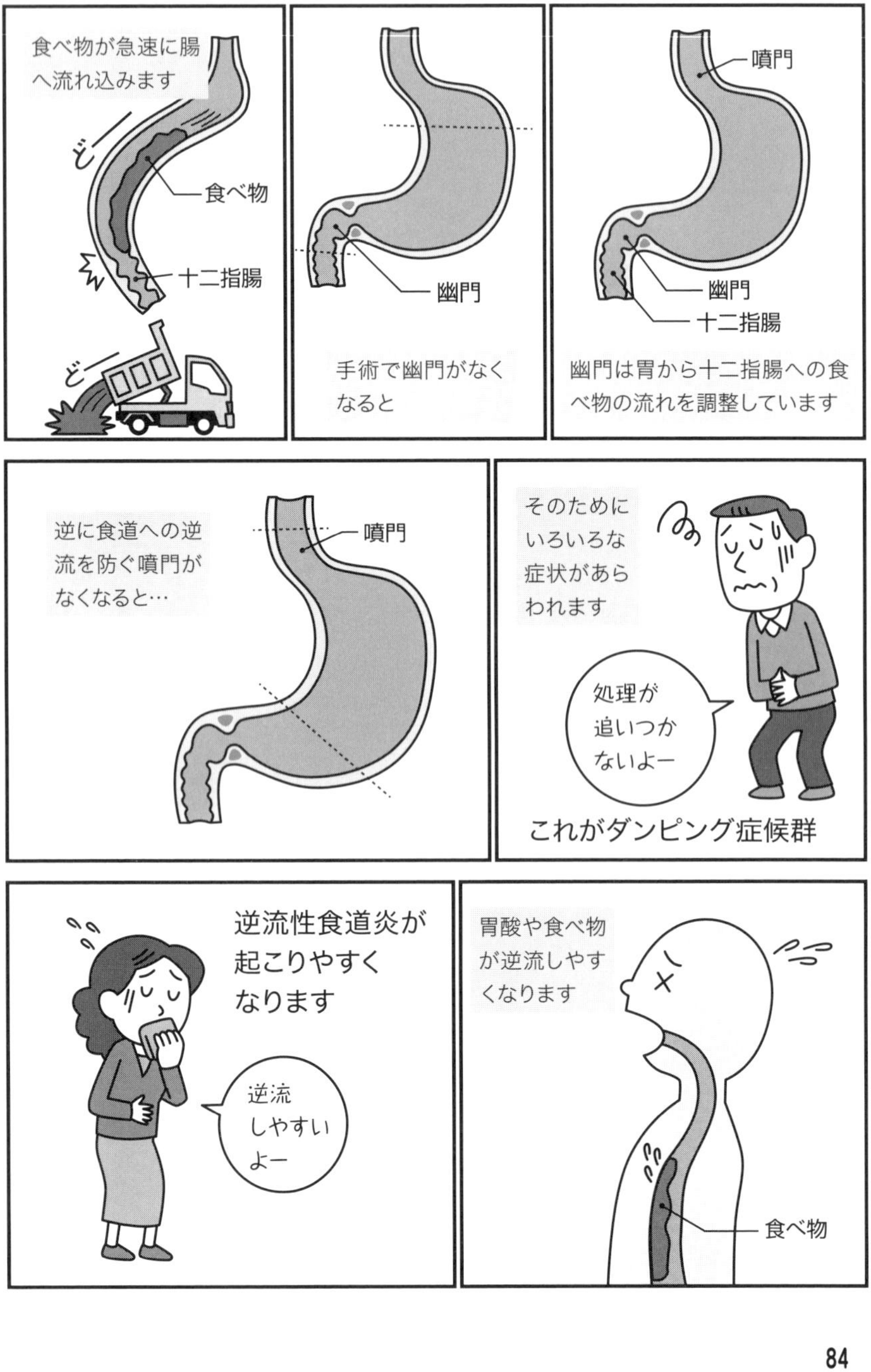
噴門
幽門
十二指腸
幽門は胃から十二指腸への食べ物の流れを調整しています
幽門
手術で幽門がなくなると
食べ物が急速に腸へ流れ込みます
ど
食べ物
十二指腸
ど
そのためにいろいろな症状があらわれます
処理が追いつかないよー
これがダンピング症候群
逆に食道への逆流を防ぐ噴門がなくなると…
噴門
胃酸や食べ物が逆流しやすくなります
食べ物
逆流性食道炎が起こりやすくなります
逆流しやすいよー

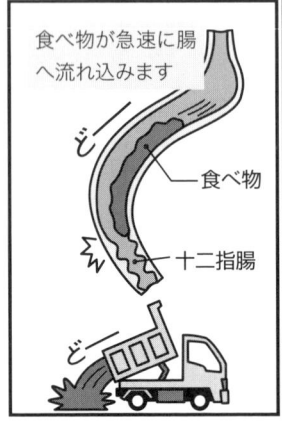

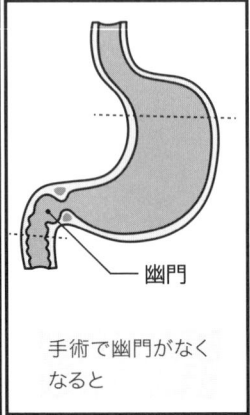

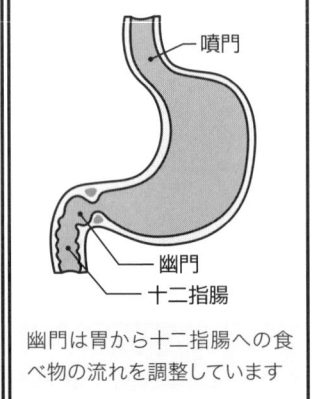

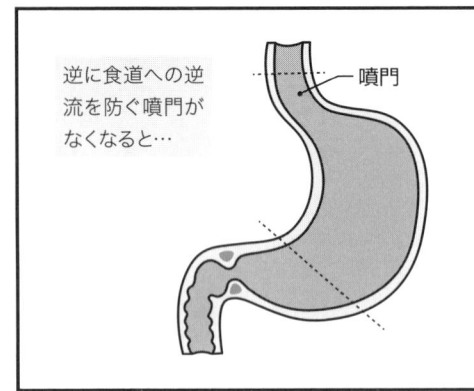

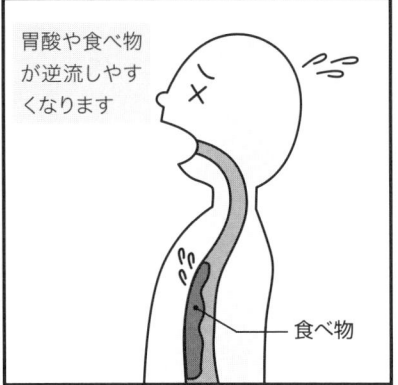

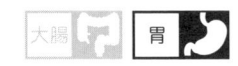

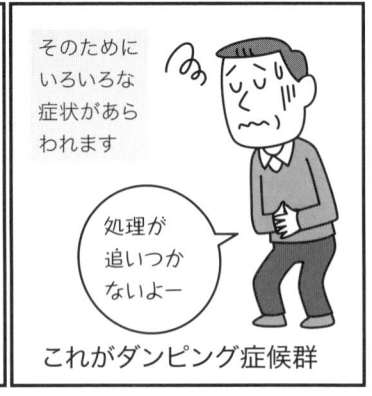

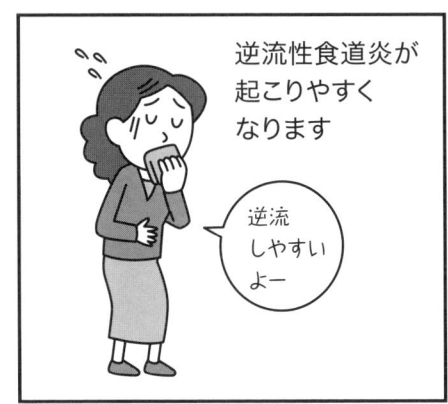

また、食事で血糖値が急上昇すると、2～3時間後には血糖値が急激に下がり、脱力感や冷や汗などの症状があらわれる「晩期ダンピング症状」が起こることがあります。

糖分や炭水化物など血糖値を急上昇させる食品は控え、野菜やたんぱく質など血糖値をゆるやかに上昇させる食品を先にして、ゆっくり食べましょう。

また低血糖状態の予兆があれば、飴などの糖分をとることで、ある程度予防できます。

●逆流性食道炎

胃の入り口である噴門は食べ物や消化液の逆流を防ぐ働きがあります。ここを手術で切除すると、胃液や胆汁などが食道に逆流する逆流性食道炎を起こしやすくなります。

症状は胸やけ、胸痛などです。

逆流を防ぐためには、生活の中で予防します。たとえば夕食は早めに済ませて就寝との時間をあけ、寝るときは上半身を20度程度起こした状態で横になるなどするとよいでしょう。

●貧血

赤血球の産生に必要なビタミンB_{12}は、胃壁から分泌されるたんぱく質（キャッスル内因子）と結合して体に吸収されます。胃を全て摘出するとビタミンB_{12}の吸収が阻害され、貧血の危険性が高まります。ビタミンB_{12}の欠乏が原因で生じる貧血は食事では改善しにくいので、定期的、継続的に注射を受けてビタミンB_{12}を補充します。

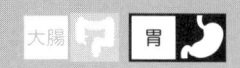

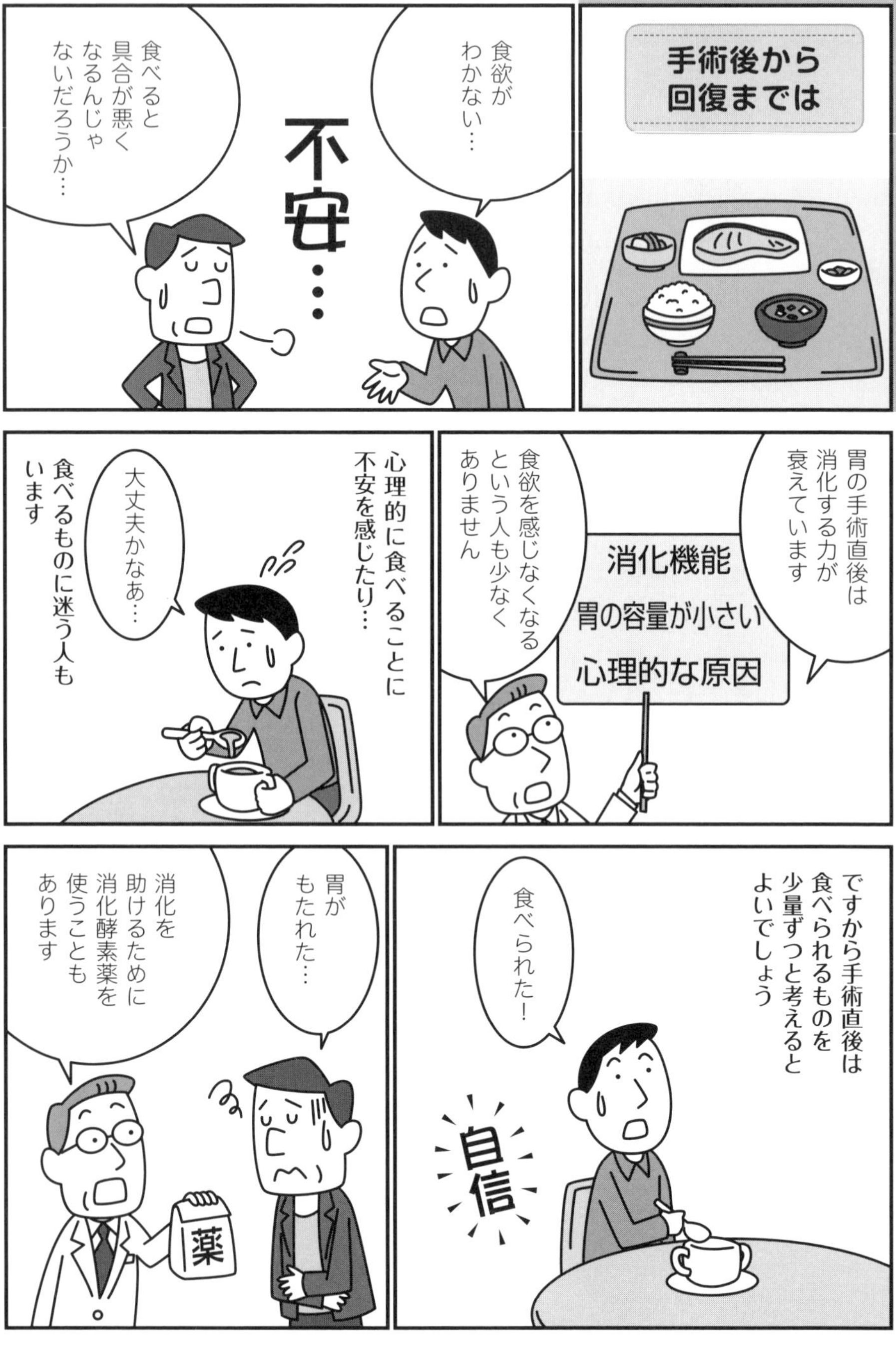
手術後から回復までは
食欲がわかない…
不安…
食べると具合が悪くなるんじゃないだろうか…
胃の手術直後は消化する力が衰えています
消化機能
胃の容量が小さい
心理的な原因
食欲を感じなくなるという人も少なくありません
心理的に食べることに不安を感じたり…
大丈夫かなあ…
食べるものに迷う人もいます
ですから手術直後は食べられるものを少量ずつと考えるとよいでしょう
食べられた!
自信
胃がもたれた…
消化を助けるために消化酵素薬を使うこともあります
薬

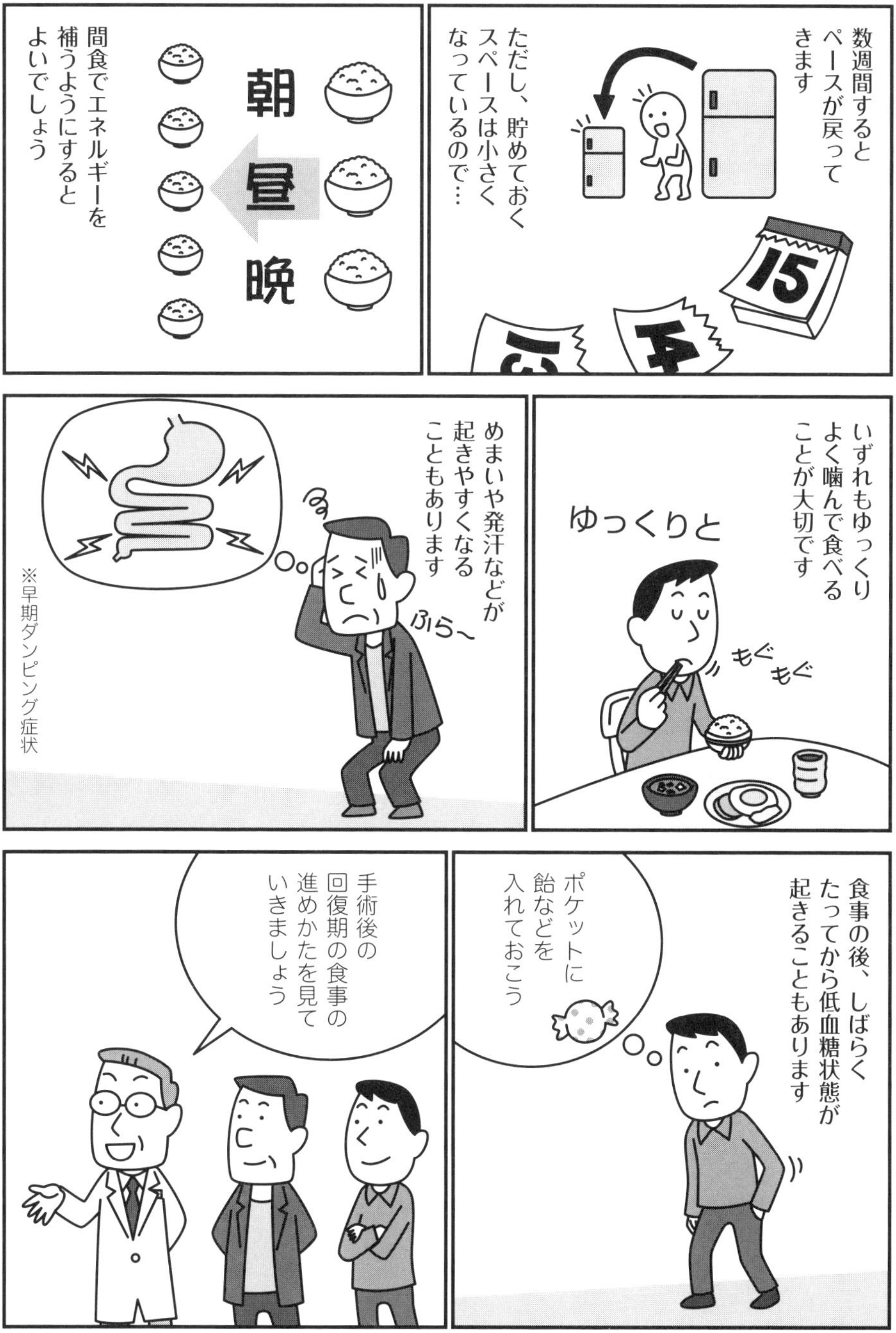
数週間すると
ペースが戻って
きます
ただし、貯めておく
スペースは小さく
なっているので…
15
朝
昼
晩
間食でエネルギーを
補うようにすると
よいでしょう
いずれもゆっくり
よく噛んで食べる
ことが大切です
ゆっくりと
もぐもぐ
めまいや発汗などが
起きやすくなる
こともあります
ふら～
※早期ダンピング症状
食事の後、しばらく
たってから低血糖状態が
起きることもあります
ポケットに
飴などを
入れておこう
手術後の
回復期の食事の
進めかたを見て
いきましょう

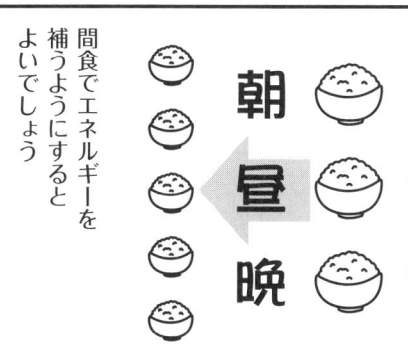

胃手術後の食事の進め方

胃の切除後は、小さくなった胃や、胃がない状態での消化能力に合った食生活をすることになります。胃腸のリハビリ期間と考え、消化しやすいものから少量ずつ慣らしていきます。

手術後の食事の進め方

手術後1日目	胃管を抜きます
手術後2～4日目	経口での水分摂取が可能に。固形物も食べられるようになりますが、食べることに不安を感じることもあります
手術後8～14日目	退院。量は手術前の3分の1以上、回数は1日5、6回の食事を目安にしましょう
手術後30日	食事量が増えてきます。腸閉塞に注意します
手術後60日	運動量も徐々に増やし活発に生活しましょう

胃の機能は、手術後3ヵ月から1年ほどかけて徐々に回復してきます

合併症や持病がある場合は、入院が長引くことがあります

＊通常の経過

▶ **胃管**　手術後に患部への圧力を軽くしたり、吐き気を抑えるために鼻から胃・腸へ挿入するチューブ

●胃切除後の食生活の基本

手術によって消化能力が低下するため、胃腸の負担を少なくすることが基本です。

そのためには、食事1回の量を減らして、回数を増やし、少しずつよく噛んで食べます。たとえば朝昼晩の3食と2回の間食に分けて食べます。日中は食事の間隔を2時間ほどあけるとよいでしょう。食べられない場合は無理に食べなくてもよいです。

消化がよい料理というとお粥《かゆ》を思い浮かべますが、水分が多いものは胃腸の通過が早くダンピング症候群を引き起こしやすくなります。白米を柔らかめに炊き、よく噛んで少しずつゆっくり胃に送るようにしましょう。

水分はこまめに少量ずつとります。食事中の水分のとりすぎは、食べ物を早く胃に流し込むことになるので控えます。

油分や食物繊維が多いものは消化しにくいので避けます。極端に熱い、冷たい、辛いものなどは刺激が強いので退院直後は避けたほうがよいでしょう。

胃を切除すると殺菌作用がある胃酸も減ります。そのため食中毒などの感染症には注意が必要です。生ものは鮮度に注意し、調理したものも早めに食べきるようにしてください。

食べ方だけでなく、休息も大切です。食後20～30分は静かに過ごしましょう。

手術後の体に合う食べ方に慣れ、体調が安定してきたら、とくに食べてはいけないものはありません。ただし、ある程度の注意は必要です。

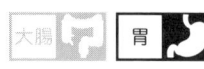

注意したい食品

●食物繊維、脂質、タンニン

大豆、タケノコ、ゴボウ、海藻など食物繊維が多い食品は消化しにくいため、よく噛みましょう。細かく切り、柔らかく調理するなど工夫するとよいでしょう。揚げ物など脂質が多い食品は、腹痛や下痢を起こすことがあります。緑茶やワインなどタンニンが多い食品は便秘の原因になったり、鉄分の吸収を妨げたりします。

●炭酸飲料とアルコール

胃を切除するとげっぷが出にくくなるため、炭酸飲料を飲んだ後にお腹が張って苦しくなることがあります。

またアルコールは禁止ではないのですが、胃を切除すると液状のものはすぐ小腸に流れ込んで吸収されます。手術前よりお酒に酔いやすくなることにも注意が必要です。

積極的にとりたい栄養素・食品

カルシウム、鉄分、たんぱく質、炭水化物、ビタミンD、Cなどは必要な栄養素です。胃を切除するとカルシウムや鉄分の吸収力が低下します。たんぱく質は体を構成する重要な成分、炭水化物はエネルギー源です。ビタミンDはカルシウムの吸収を、ビタミンCは鉄の吸収を助けます。こうした栄養素をとるために、脂肪の少ない肉や魚、卵、豆腐、そして野菜であれば食物繊維が少ないものを食べるとよいでしょう。

胃がん療養中にとりたい栄養素・食品

種類	食品例	備考
カルシウムを多く含むもの	乳製品、小魚、大豆製品、緑黄色野菜など	カルシウムの吸収を助けるビタミンDと一緒にとることが望ましい
鉄分を多く含むもの	肉類、魚類、卵、大豆製品、緑黄色野菜など	鉄の吸収を助けるビタミンCと一緒にとることが望ましい
たんぱく質を多く含むもの	卵、肉類、魚類、大豆製品、乳製品など	肉や魚は脂肪分が少ないものが適している
炭水化物を多く含むもの	ご飯、食パン、ジャガイモなど	毎日のエネルギー源。ただし血糖値の変化に注意し、適量をよく噛んでゆっくり食べることが大切
ビタミンDを多く含むもの	魚類、肉類、卵、干しシイタケなど	ビタミンDは食品の成分と日光によって作られるので、日光浴も必要
ビタミンCを多く含むもの	緑黄色野菜、果物など	ビタミンCは食事で補うことができますが、水溶性で蓄えておくことができないので、毎日バランスよくとることが大切

Column

退院後の相談先

退院後も病気や治療について疑問や心配事があればかかっている病院に相談できます。

全国のがん診療連携拠点病院や地域がん診療病院には、「がん相談支援センター」が設置されています。専門の看護師やソーシャルワーカーが、治療、療養生活、社会復帰などについて相談に応じてくれます。転院についても相談することができます。

がんをきっかけに働き方を見直すという方も少なくありません。全国のハローワークでも、病院と連携し、がん患者さんの就労支援を進めています。

「がん相談支援センター」に相談できること

検査・治療・副作用について	再発予防、検診、緩和ケアについて
医療者とのコミュニケーションについて	本人や家族の心のこと
療養生活について	家族との関わりについて
経済的負担や支援について	社会との関わりについて

▶ **がん診療連携拠点病院**　厚生労働大臣が認め、指定した、がんの専門的な医療の提供、相談、支援、情報提供などの役割を担う病院

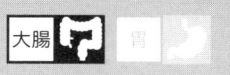

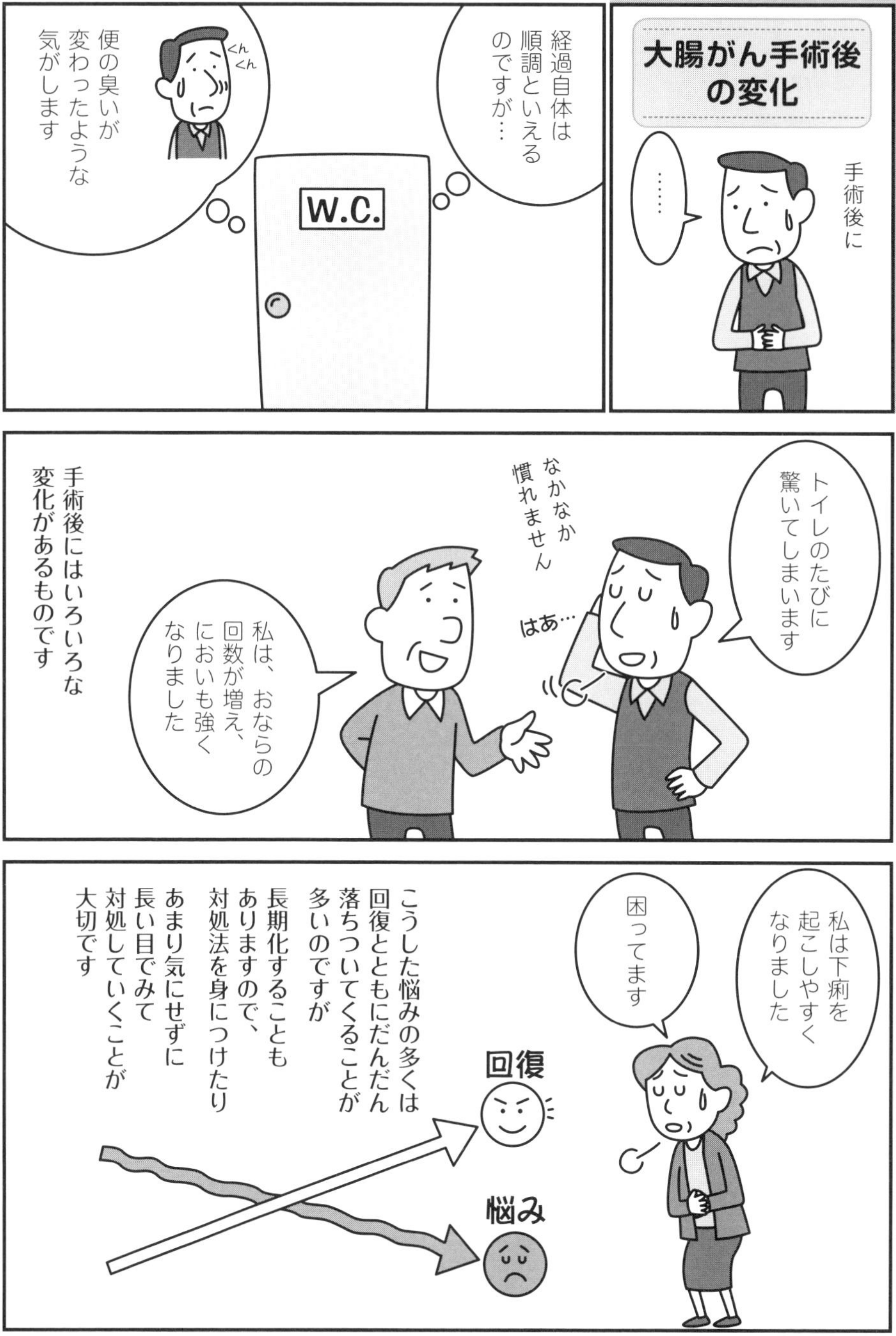
大腸がん手術後の変化
手術後に
……
経過自体は順調といえるのですが…
W.C.
くんくん
便の臭いが変わったような気がします
トイレのたびに驚いてしまいます
なかなか慣れません
はあ…
私は、おならの回数が増え、においも強くなりました
手術後にはいろいろな変化があるものです
私は下痢を起こしやすくなりました
困ってます
こうした悩みの多くは回復とともにだんだん落ちついてくることが多いのですが
長期化することもありますので、対処法を身につけたりあまり気にせずに長い目でみて対処していくことが大切です
回復
悩み

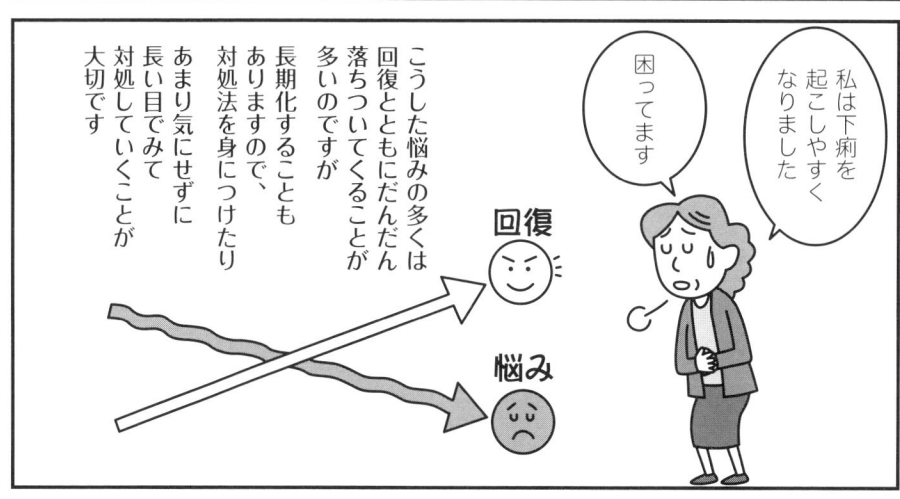

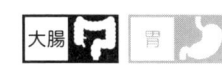

大腸がん手術後に生じる変化

大腸がんの手術後は排便回数や、下痢、軟便が増えることがありますが、体の回復とともに徐々に落ちついてきます。

●排便機能障害、排尿機能障害

直腸には、便を一定量までためて便意を起こし、排便する働きがあります。その直腸を切除すると、ためられる便の量が減るので、1回の排便量が減って回数が増えます。このため下痢や軟便に悩まされることがあります。

これを避けるために水分を控えると脱水症状を起こす危険性がありますので、水分は必要量をきちんととりましょう。

なお、下痢や軟便は、体が回復するにつれて半年から約1年で改善していきます。

その他便秘や、直腸が過敏になり、便がたまっていないのに便意を感じることもあります。

直腸がんの手術で、自律神経が損傷すると、排尿障害が起こりやすくなります。主な症状は、尿意を感じにくい、自力での排尿が困難、尿を出しきれず膀胱に残る、尿もれなどです。軽症であれば、次第に自然排尿できるようになります。重症の場合は、カテーテルという細い管を使って自己導尿を行います。

この他、男性は勃起障害や射精障害、女性は性的欲求の低下や性交痛が生じることがあります。

●ストーマの設置（造設）

直腸がんの手術で、肛門を切除することがあります。それに替わる便の排出口として新たに人工肛門（ストーマ）を設置（造設）します。

お腹の外側に設置し、そこに便をためておくことのできる袋（パウチ）を取り付けます。ストーマは腸とつながっていて、粘液、腸液で常に湿っています。便は腸からストーマを通って自然に排出されます。排泄時に便意や痛みはありません。体の内側から圧力がかかるので、入浴時などに外から水が入り込む心配もありません。

パウチは消耗品で、定期的に交換します。装着には粘着剤や皮膚保護剤が必要です。たまった便はトイレなどで処理します。ストーマの扱いや処理方法は入院中に指導を受けられます。

ストーマについては次ページ以降でご説明します。

●便の臭いの変化

患者さんから手術後に、「おならや便の臭いが変わった」「臭いが強くなった」というお話を聞くことがあります。主な原因は治療に使用した薬の影響の他、治療により腸内細菌の数や種類、割合が変化したためと考えられ、治療上はとくに心配することはありません。

気になる場合は、おならが出やすい食品、おならや便のにおいが強くなる食品（104ページ）を控えるようにすると改善することがあります。

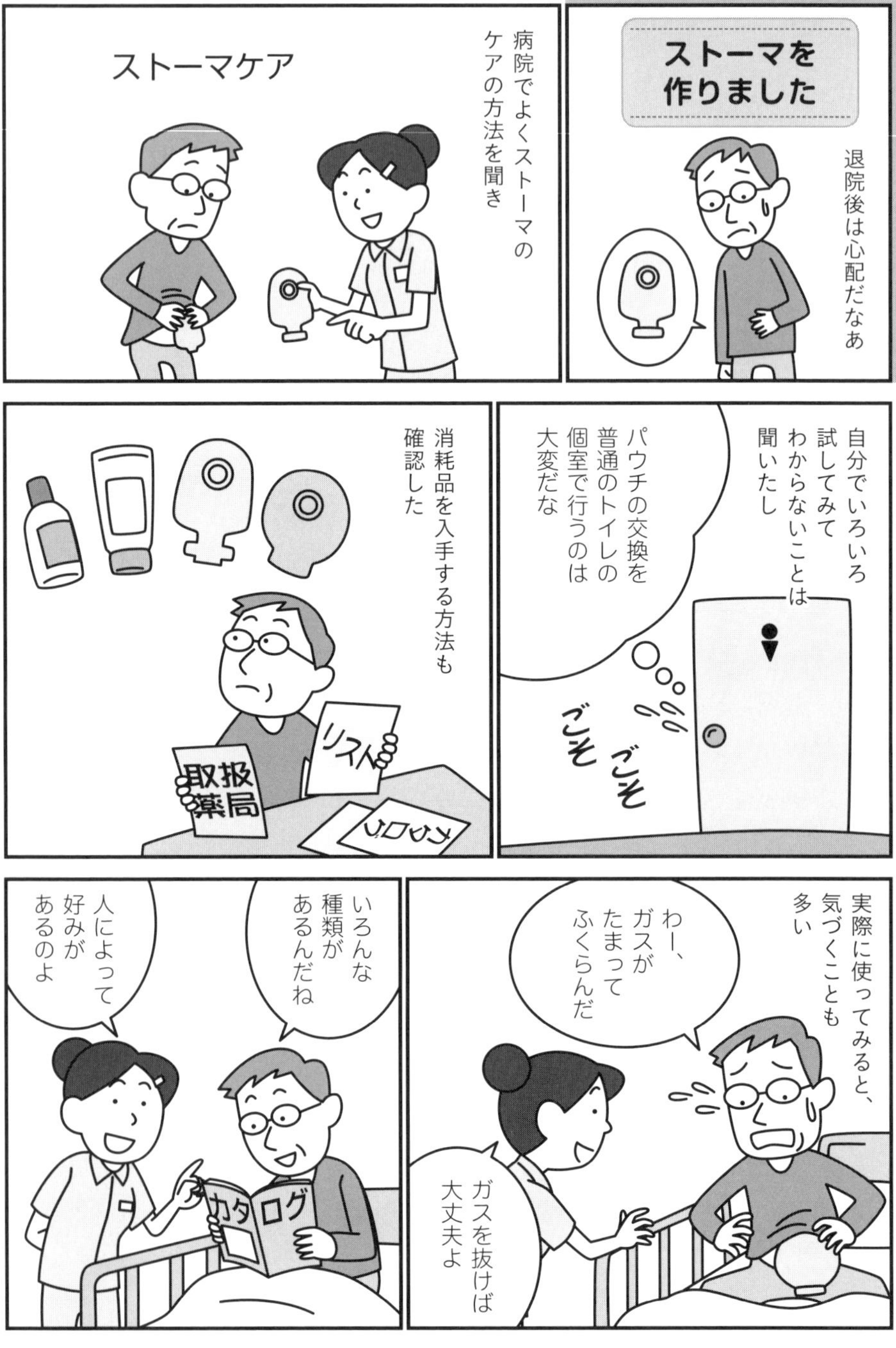
ストーマを作りました
退院後は心配だなあ
病院でよくストーマのケアの方法を聞き
ストーマケア
自分でいろいろ試してみてわからないことは聞いたし
パウチの交換を普通のトイレの個室で行うのは大変だな
ごそごそ
消耗品を入手する方法も確認した
リスト
取扱薬局
カタログ
実際に使ってみると、気づくことも多い
わー、ガスがたまってふくらんだ
ガスを抜けば大丈夫よ
いろんな種類があるんだね
人によって好みがあるのよ
カタログ

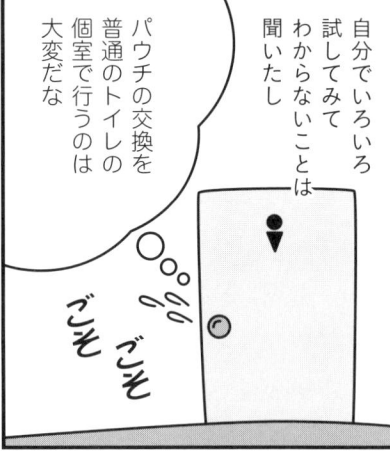

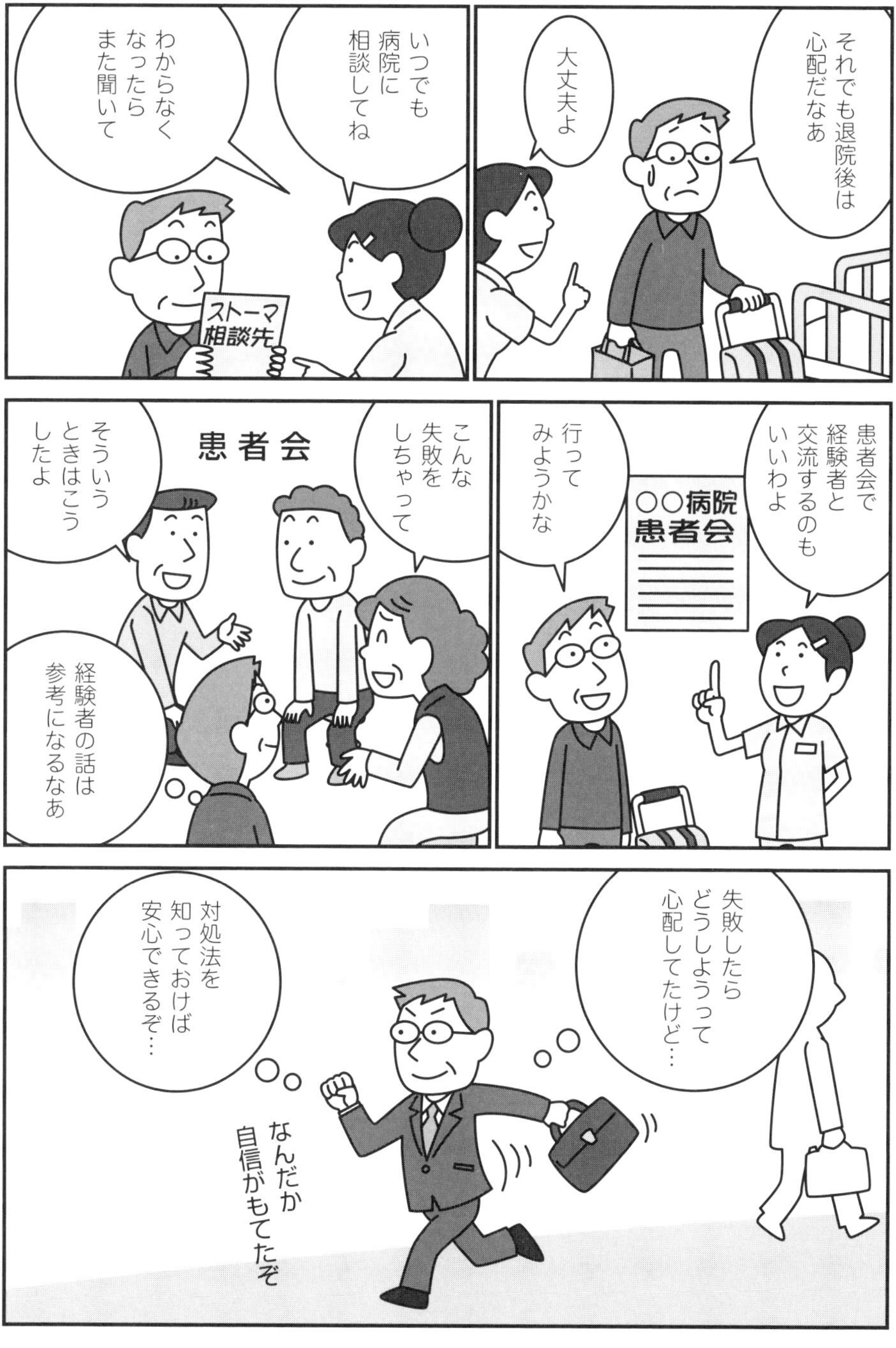
それでも退院後は心配だなあ
大丈夫よ
いつでも病院に相談してね
ストーマ相談先
わからなくなったらまた聞いて
患者会で経験者と交流するのもいいわよ
○○病院患者会
行ってみようかな
患者会
こんな失敗をしちゃって
そういうときはこうしたよ
経験者の話は参考になるなあ
失敗したらどうしようって心配してたけど…
対処法を知っておけば安心できるぞ…
なんだか自信がもてたぞ

ストーマの使い方の基本

●装具の種類

ストーマは昔に比べるとかなり使いやすい製品が開発されてきています。

ストーマから出てきた便を受けとめる装具をパウチといいます。パウチは、透明や肌色をしたストーマ袋と、ストーマ袋をお腹に取り付けるための面板からできていて、防臭、防水仕様となっているのが一般的です。

パウチには下図のように、ストーマ袋と面板が一体化しているワンピース型装具と、別々に分かれているツーピース型装具があり、それぞれ色や大きさ、便排出口の形状など、いろいろな製品があるので使いやすいものを選びます。

主なパウチの形

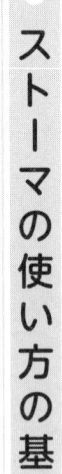

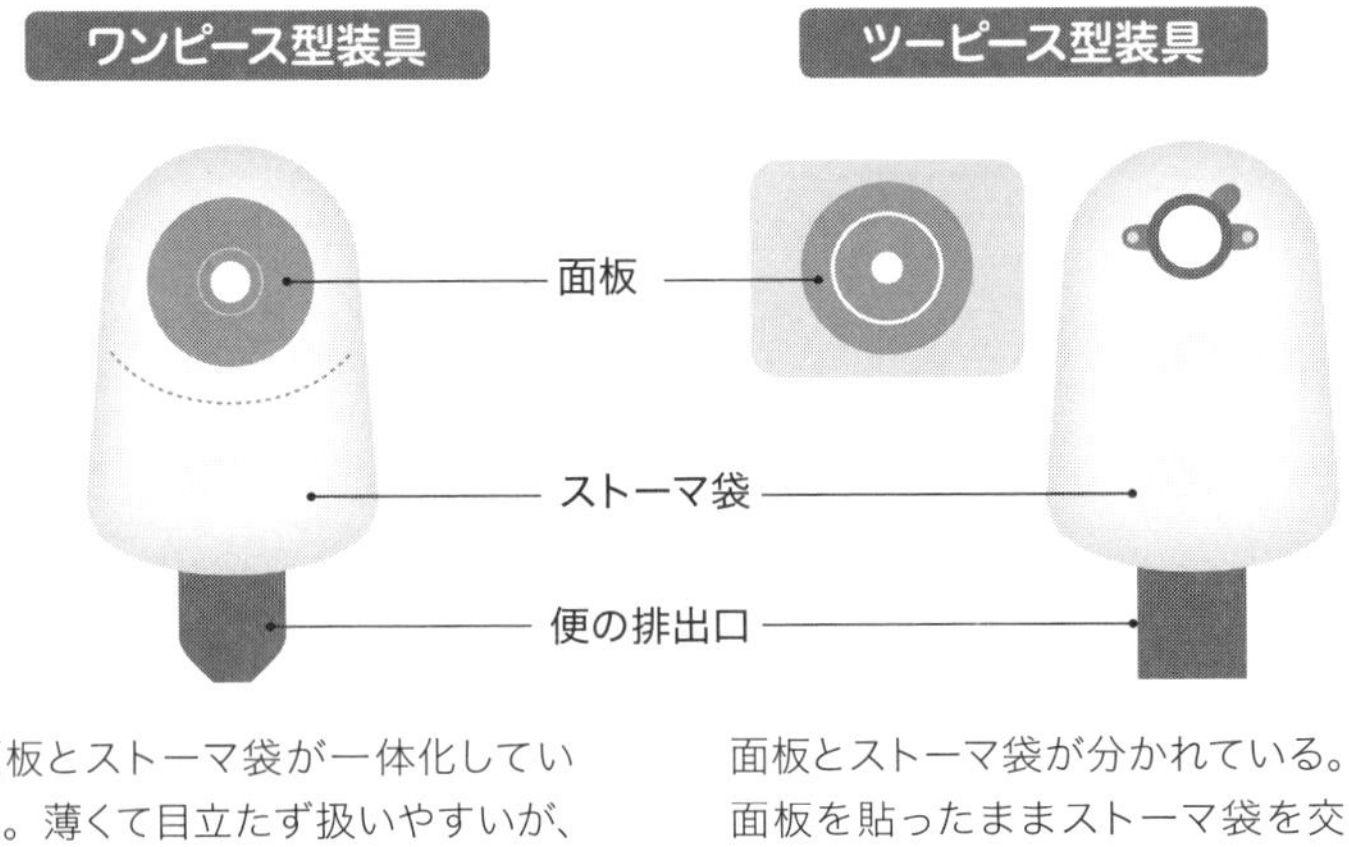

面板とストーマ袋が一体化している。薄くて目立たず扱いやすいが、袋の向きを変えられない

面板とストーマ袋が分かれている。面板を貼ったままストーマ袋を交換したり、袋の向きを自在に変えられる

●ストーマでの排便は？

パウチは3～4日間装着し、交換時に廃棄するのが一般的です。

便は自然にパウチのストーマ袋にためられていきます。3分の1ほどたまったら、トイレへ行き、ストーマ袋下部の便排出口を開け、中身を絞り出して捨てます。便排出口や袋の内部を拭き密閉すると、袋は再び使用できます。1～4日を目安に新品に取り換えます。

この他に、洗腸排便法があります。1日に1、2回、ストーマからぬるま湯を入れて腸を刺激し、強制的に排便します。専用の器具が必要で、また排便に1時間ほど要しますが、それ以外の時間に排便を気にしなくて済む、パウチの装着がいらないという利点もあります。

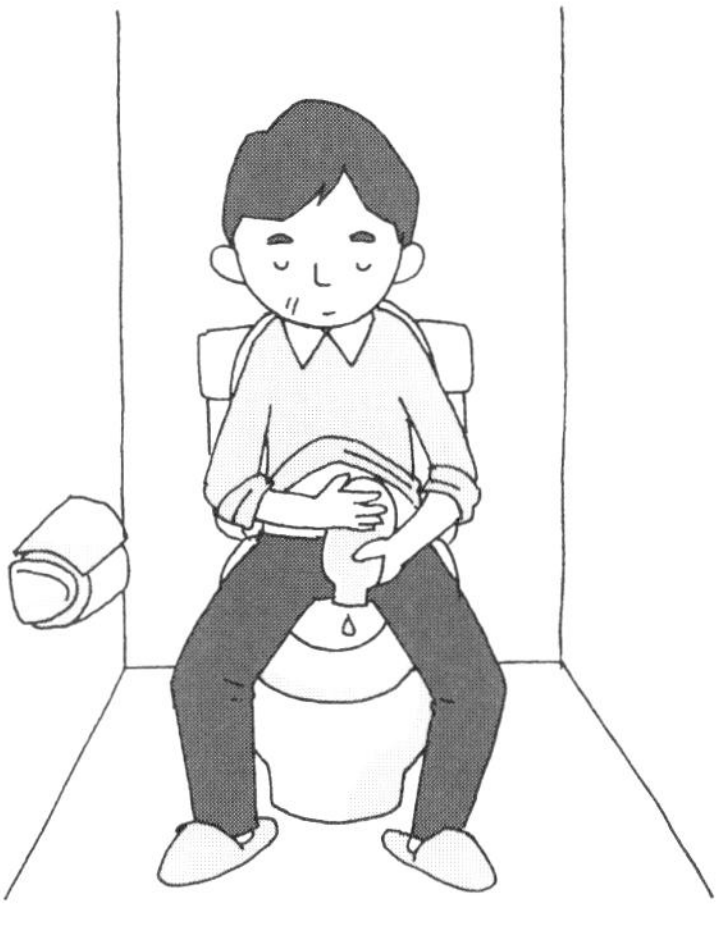

便排出口から中身を出して捨てます

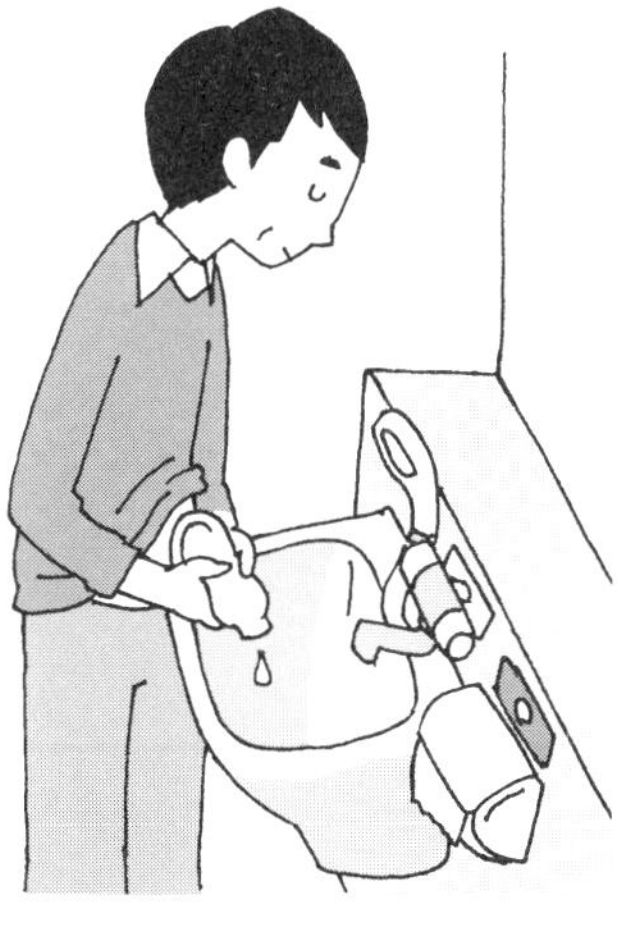

オストメイトトイレでは立った状態で排泄しやすい高さに便器が設置されている

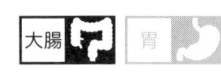

●パウチの交換方法

パウチは数日ごとに交換が必要です。面板の皮膚保護剤がふやけたり溶けていたりしたら、交換の時期だといえます。交換方法は、ワンピース型もツーピース型も基本的には同じです。

まず、洗濯バサミ等で服をたくし上げて留め、パウチの面板をゆっくり剥がします。皮膚を傷つけないよう専用の剥離剤（リムーバー）などを使用すると剥がしやすくなります。

次に、石鹸を泡立てストーマ周辺の皮膚をやさしく洗います。シャワーなどで石鹸を落とし、水分をそっと拭き取って自然乾燥させます。このとき、ストーマ周辺に湿疹やただれなど皮膚の異常がないかよく観察します。

そして、新しいパウチの面板中央をストーマの大きさに合わせて切り抜き、ストーマが面板の穴の中央にくるように、腹部にぴったり貼り付けます。ツーピース型は、面板を先に貼り付けてから、ストーマ袋を装着できます。

粘着剤、皮膚保護剤は、皮膚の凹凸や状態に合わせて適宜使用します。

パウチ交換は、食後は避けて行います。腸の働きが活発になり、交換中に便が出てしまうことがあるからです。それを避けるため、食事前の入浴時に交換する人が多いようです。

皮膚トラブルが起きやすいので、汗をかいたときや夏の間は交換の間隔をなるべく短くするとよいでしょう。トラブルが起きたら早めにストーマ外来や主治医を受診するようにします。

パウチの交換方法

❶

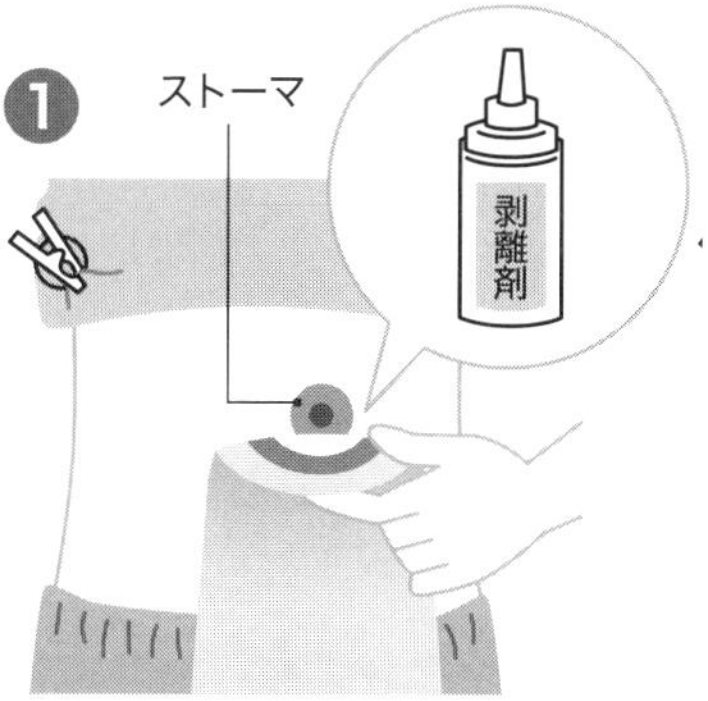
ストーマ
剥離剤

面板をゆっくり剥がす。剥がれにくい場合は剥離剤を使うと皮膚への負担が少ない

❷

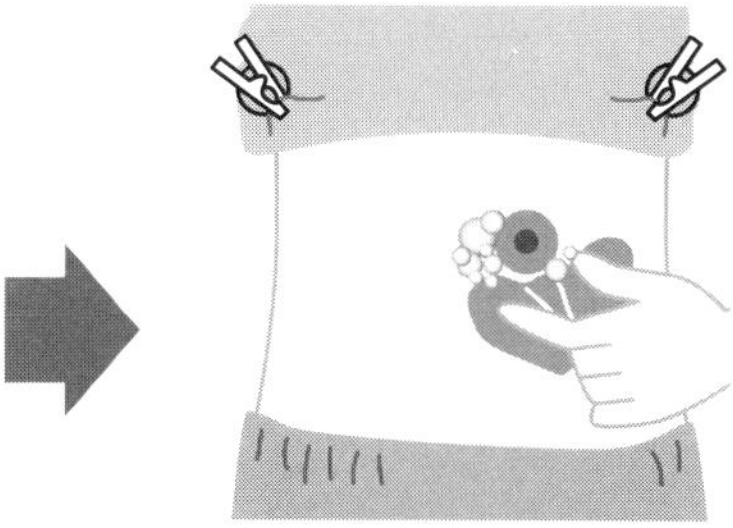

ストーマ周辺を泡立てた石鹸で洗い、水分をきれいに拭き取る

❸

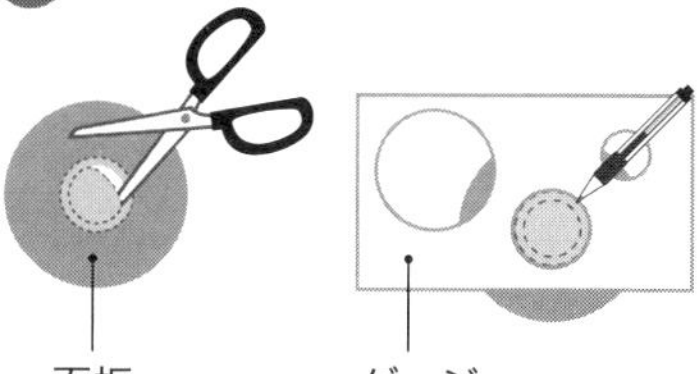
面板
ゲージ

ストーマの大きさに合わせて面板中央を切り抜く。専用のゲージを用意しておくと楽に作業できる

❹

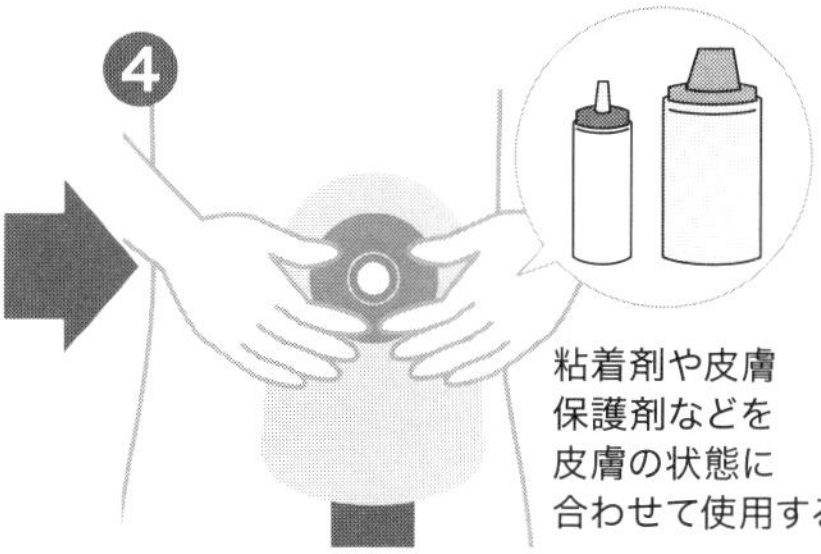
粘着剤や皮膚
保護剤などを
皮膚の状態に
合わせて使用する

パウチの穴をストーマに合わせて貼り付け、周囲をおさえて密着させる

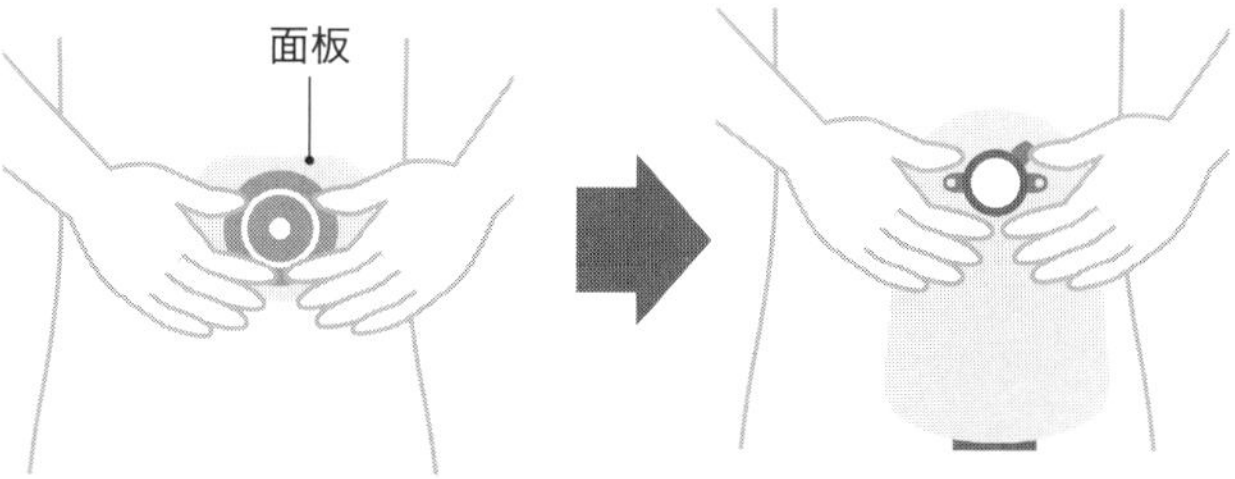
面板

ツーピース型は面板を貼りつけてからストーマ袋を装着することができる

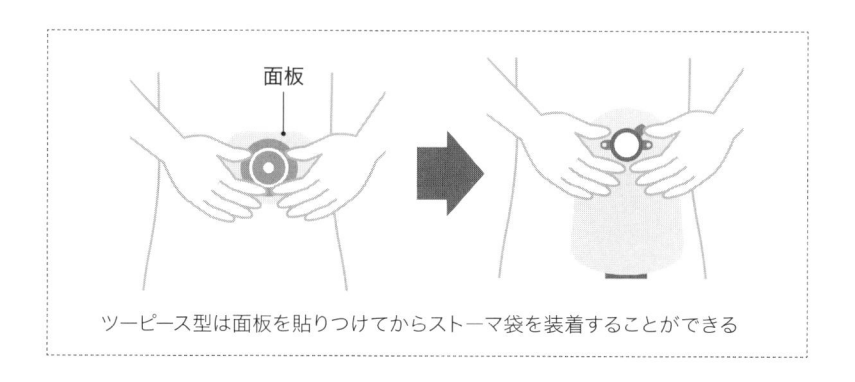

●入浴時は

自宅の風呂では、パウチをつけたままでも外しても、どちらでもお湯につかれます。

つけたまま入浴する場合は、事前に袋の中身を捨て、脱臭フィルターに防水シールを貼ります。

パウチを外して入るときには、不意の排便に備えて捨てられる容器（食品の空き容器など）などを用意します。ストーマに貼る便漏れ予防用のパッチもあります。ストーマからお湯や石鹸が入る心配はありません。

温泉や銭湯では必ずパウチをつけて入浴しましょう。パウチを小さくたたんでテープでとめたり、風呂用の肌色の小型パウチを使うと目立たないでしょう。

オストメイトの会

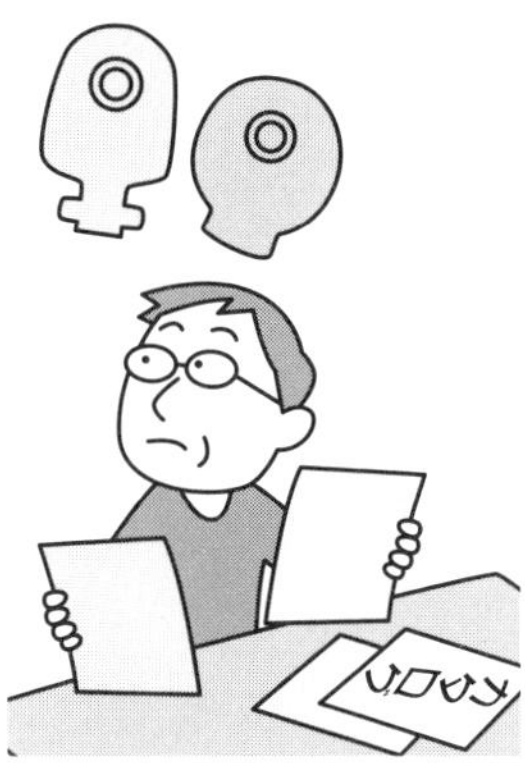

ストーマをもつ人のことをオストメイトと呼びます。オストメイトの人たちのための、ストーマに関する相談や、情報交換をする場として「日本オストミー協会(http://www.joa-net.org)」があります。全国の都道府県に支部を持ち、ホームページでは、オストメイトに役立つ情報を提供しています。

またこのほかに、病院によっては独自の患者会などがある場合もあります。

経験者の話は参考になることでしょう。オストメイトとストーマについて話し合ってみたいと思われたら問い合わせてみてください。

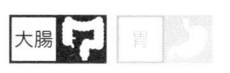

大腸手術後の食事の進め方

大腸がんの手術をした人には、それほど大きな食事制限はありません。基本的にはなんでも食べられますが、食物繊維が多い食品、消化の悪いものは、腸閉塞（62、115ページ～）の原因になることがあるので、手術後約3ヵ月は控えたほうがよいでしょう。

アルコールは手術後1ヵ月程度は控えたほうが無難です。手術後3ヵ月たてば、アルコールも含めて元の食事に戻してよいでしょう。

手術後の食事の進め方

手術翌日	水分摂取のみ
2、3日目以降	流動食や五分粥などから徐々に全粥、7～14日目に退院する頃を目安に常食に進みます
手術後1、2ヵ月	回復して食欲が出てきます。ここで食べ過ぎないことが大事です。腹6分目程度におさえて、量や種類を徐々に増やしましょう
手術後3ヵ月	元の食事に戻すことを目指します

注意

手術後は、腸内で消化物から水分を吸収する機能が低下するため、軟便や下痢になりがちです。消化のよい食品を選び、温めて食べましょう。
手術後は腸の動きがよくないので便秘も起こしやすくなっています。消化しにくい食品は控え、水分補給をしっかり行いましょう。

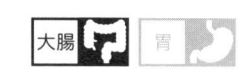

●大腸がん手術後に控えたほうがよい食品

大腸がんの手術後には、食べてはいけない食品はほとんどありません。

前ページでも紹介したように、便秘や腸閉塞の予防のため食物繊維の多い食品は摂取を控えるようにしましょう。その後も、食物繊維が多い食品は、小さく切ったり、柔らかく煮たりすることで、腸への負担を減らすことができます。

この他、揚げ物や大豆類、玄米、香辛料なども注意が必要です。また、お酒は基本的には控え、飲むとしても少量にとどめましょう。

また、食べるとガスがたまりやすい食品は、お腹が張り傷口が痛むことがありますので控えたほうがよいでしょう。

おならが出やすい食品、
おならや便のにおいがきつくなる食品

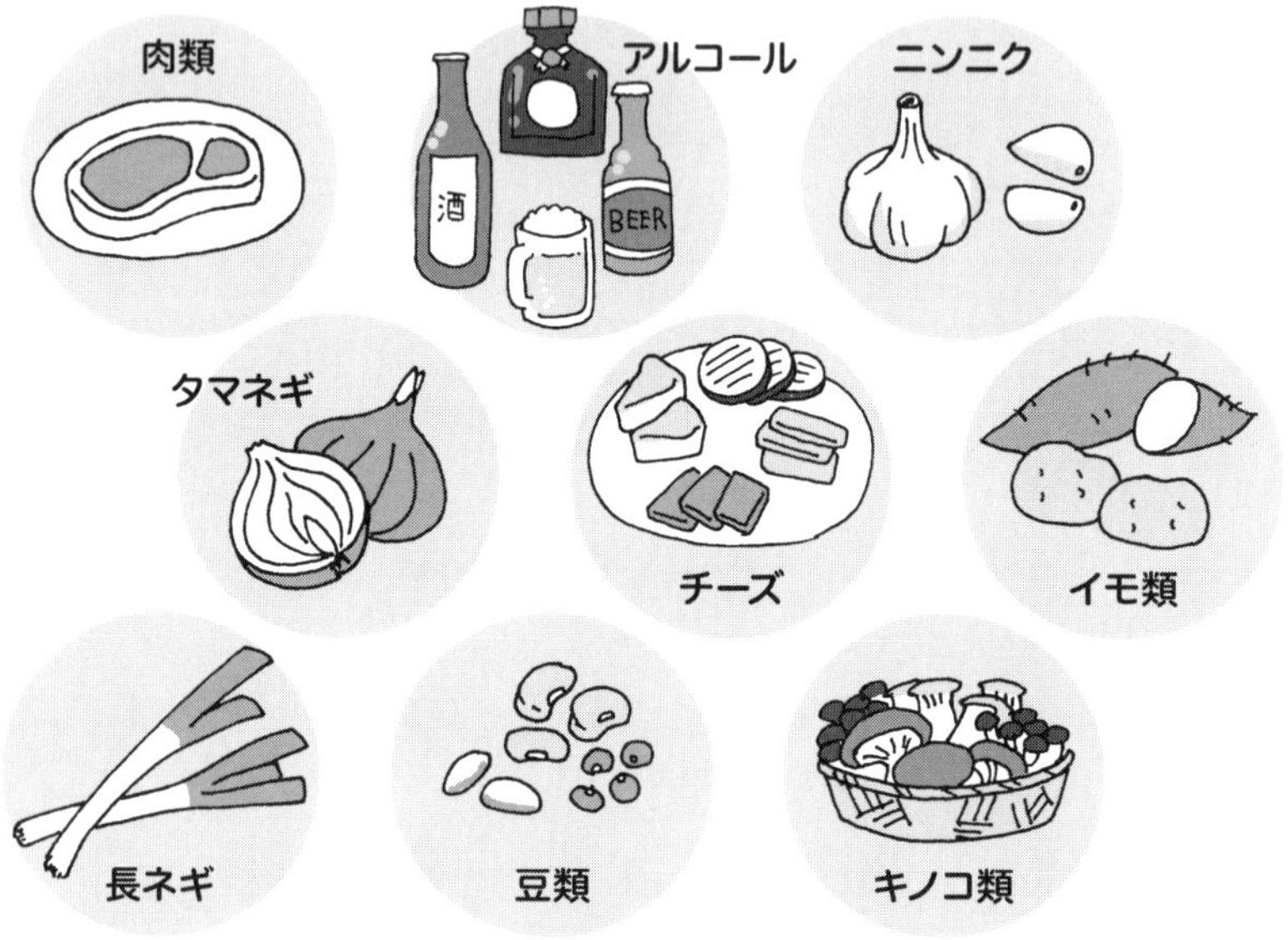
肉類
アルコール
酒
BEER
ニンニク
タマネギ
チーズ
イモ類
長ネギ
豆類
キノコ類

●アルコールと大腸がん

お酒の飲みすぎが体によくないことは健康な人と変わりません。

また、お酒を飲むと下痢を起こしやすくなることもあります。ですから基本的にはお酒は飲まないほうが無難です。

飲む場合は医師に相談します。

できれば少量に留め、一日エタノール量23g以内に抑えます。また一度飲んだら48時間以上間をあけ肝臓を休めます。

エタノール量23gとは

日本酒1合　ビール大瓶1本　焼酎3分の2合
ウィスキーダブル1杯　ワイン200mL程度

●積極的にとりたい栄養素・食品

次ページの表のように、ご飯やパンなどの主食と、肉、魚、卵などのたんぱく質と野菜などをバランスよく組み合わせた献立が望ましいでしょう。

細かく刻んだり、柔らかく調理することでより消化しやすくなります。

食べる食品の種類を少しずつ増やしていくようにし、1回の食事量は控えめにして、よく噛んでゆっくり食べましょう。

食欲がないときは無理せず、ゼリーや茶わん蒸し、ポタージュなどをとるようにするとよいでしょう。

大腸がん療養中にとりたい栄養素・食品

種類	食品例	備考
炭水化物を多く含む食品	ご飯（お粥、柔らかいご飯）、パン、パスタ、うどん、ジャガイモ、サトイモ、カステラ、ビスケット、リンゴ、果物の缶詰、熟したバナナ	胃腸に負担をかけず、効率よくエネルギーをとることができる
たんぱく質を多く含む食品	ササミ、皮を外した鶏肉、豚肉、レバー、白身魚、納豆、卵、きな粉、豆腐、ヨーグルト、チーズ、乳酸菌飲料	肉類を選ぶ際は、脂肪分の少ないものを選ぶと望ましい
脂質を多く含む食品	バター、生クリーム、植物油	効率よくエネルギーをとることができる
ビタミン、ミネラルを多く含む食品	カブ、カボチャ、キャベツ、ダイコン、トマト、ナス、ハクサイ、ブロッコリー	βカロテンは細胞の粘膜の修復に作用し、ビタミンCは細胞の合成や免疫体の働きを助ける

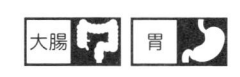

コンビニの利用や外食でもOK

回復のためには栄養が大切です。とはいえ必ずしも手間をかけて料理をしなくてもよいのです。コンビニや外食店なども上手に利用していきましょう。

気をつけることはご家庭での食事と同じです。基本的に食べてはいけないものはありません。少量でもエネルギー補給ができて、栄養が偏らない食事をとりましょう。手術後、間もない場合は、消化しやすいものを選ぶようにします。

中華料理の場合は、油分に注意しましょう。油分の取りすぎは下痢を起こしやすくなります。中華粥、中華蒸しパン、水餃子、棒棒鶏《ばんばんじー》などは、炭水化物や低脂肪のたんぱく質がとれます。

洋食は、少量の食事でもエネルギーがとれます。ここでも油分の少なく消化しやすい料理、たとえばリゾット、ミネストローネなど野菜をたくさん使っているスープ、ポテトサラダなどがよいでしょう。

和食は、低脂肪で消化吸収もよい料理が多いのでおすすめです。とくに定食なら、炭水化物、たんぱく質などをバランスよくとれます。

アルコールは基本的には控えます。

といっても飲まないとストレスが強いという人もいるでしょう。退院直後、下痢や便秘などの症状があるときは控え、医師に相談し少量から試してみましょう。

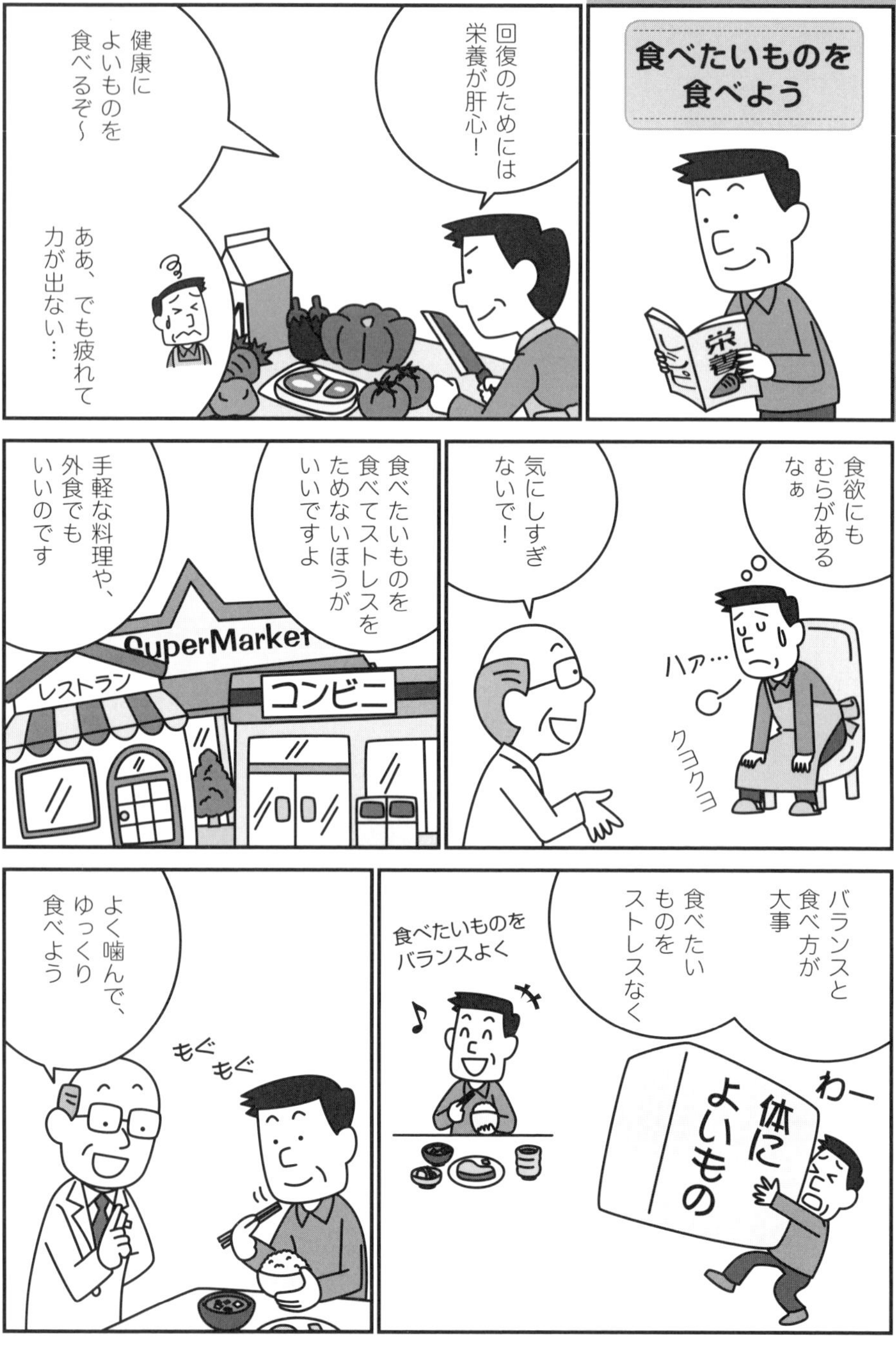
食べたいものを食べよう
栄養
回復のためには栄養が肝心!
健康によいものを食べるぞ~
ああ、でも疲れて力が出ない…
食欲にもむらがあるなぁ
ハア…
クヨクヨ
気にしすぎないで!
食べたいものを食べてストレスをためないほうがいいですよ
手軽な料理や、外食でもいいのです
SuperMarket
レストラン
コンビニ
バランスと食べ方が大事
食べたいものをストレスなく
食べたいものをバランスよく
わー
体によいもの
よく噛んで、ゆっくり食べよう
もぐもぐ

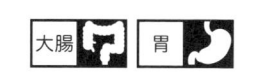

手術後の運動

●回復にも役立つ運動

胃がん、大腸がんのいずれの場合でも適度な運動を行うことは、食欲増進や消化促進のためにも有効です。

しかし手術直後は腹部に強い負担がかかるもの、激しいものは控え、日常の生活動作、家事、散歩など無理なく行えるものから始めるとよいでしょう。

また米国対がん協会による2012年ガイドラインでは、がんの再発リスクを低減させるために、1週間に150分以上の運動、2日以上の筋力トレーニングが勧められています。

大腸がんの手術後で注意が必要なのはラグビー、重量上げ、格闘技など腹部を圧迫したり、腹部に力を入れる運動です。

とくに直腸の手術をした人は自転車をこぐ、長時間座る、しゃがむといった動作も負担が大きい場合があります。

ストーマを設置した人は、運動前にパウチを空にしておき、汗や動作で装具がずれないように、テープやベルトで固定しておくと運動しやすくなります。

水中でも使えるパウチがあるので、水泳をすることも可能です。

散歩やジョギング、水泳など好きな運動をすることで、気分転換にも役立ちますので、体調のよいときに楽しんで行いましょう。

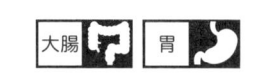

体調管理と暮らし方

●生活リズムを整える

スムーズな回復のためには、規則正しい生活リズムが大切です。

基本的には入院中の生活リズムを参考にするとよいでしょう。早寝早起きの規則正しい生活が回復への近道といえます。

朝は明るい光を浴び、服を着替えて活動を始めましょう。体力が戻っていない段階で無理をするのもよくありませんが、逆に活動が少な過ぎるのもよくありません。

退院後は体力も低下しているためか布団の中で横になって過ごしがちという人もいます。とはいえ、ある程度は活発に活動したほうが血行もよくなり、消化、排泄も助けられます。

食事も食欲がないときはなにも食べずに済ませがちですが、飲み物だけでも時間を決めて用意するなどして、食事の感覚を取り戻すようにしましょう。

●生活記録をつけよう

治療の内容や症状、体調とともに、睡眠時間や行動、食事、排泄の様子などを記録しておくと、体調変化に気付きやすくなります。体調変化と生活の関係も把握しやすくなり、体調管理にも役立つでしょう。

また受診の際にも持っていくと、医療者に症状を伝えやすくなります。

生活記録の例

行動		食事記録　○月×日	排便
6:00	起床、身支度		●
7:00	朝食、片付け	朝食 パン、ヨーグルト、バナナ 1/3 本	
8:00	テレビ		▲
9:00	掃除		
10:00	散歩		▲
11:00	補食	補食 ビスケット 1 枚、牛乳	●▲
12:00	昼食、片付け	昼食 うどん、白身魚の煮付け	
13:00	休憩、お昼寝		▲
14:00	補食	補食 乳酸菌飲料	
15:00	パソコンなど		
16:00			●
17:00	入浴		
18:00	夕食、片付け	夕食 ご飯、味噌汁(ジャガイモ)、焼き魚、サラダ	
19:00	休憩		▲
20:00			
21:00	就寝		▲
備考：			

●大便　▲小便

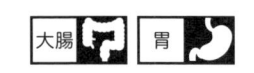

●体に負荷をかけない服装を選択

開腹手術をした場合、個人差がありますが傷が完全に治るまでの期間は約3ヵ月です。この間は、お腹を締めつけるような衣類はできるだけ避けましょう。

ベルトを避けて、替わりにサスペンダーなどを使用したり、大きめのサイズを選ぶなどして腹部の圧迫を避けます。女性であればワンピースもよいでしょう。下着も同様です。締めつけの少ないものを選びます。

回復してくれば、基本的には手術前と同じ服装でよいでしょう。

またトイレに行く回数が増えることがあるので、脱ぎ着がしやすいものがよいでしょう。

ストーマを設置した場合の服装は？

基本的にはストーマやパウチの真上を圧迫しなければどんな服装でもよいでしょう。

腹部にパウチを下げることになりますので、パウチが便やガスなどで膨らんでも目立たないようなゆったりした服を選ぶ人が多いようです。

また、服のすそからパウチが見えてしまうのを隠すために、ゆったりしたステテコやレギンスをはき、そのなかにパウチのすそを軽く挟み込むなどしている人もいるようです。

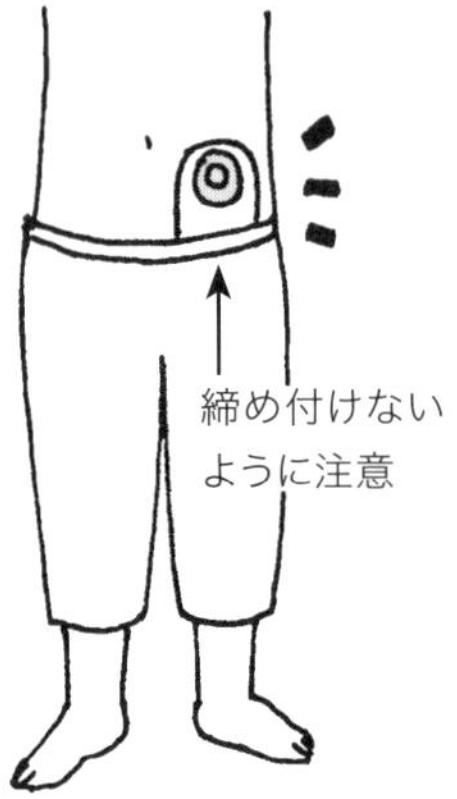

よく眠ろう

体力を回復させるためには睡眠も大切ですが、必ずしも長い時間眠る必要はありません。日中の活動量が低下しているために、以前より夜間の睡眠時間が少なくなる人もいます。朝すっきり起きられて、日中眠気を感じなければ、時間にこだわる必要はありません。

また、病気やその他のストレスから寝付きにくくなる場合もあります。疼痛やだるさ、不快感など、眠れない原因がはっきりわかっている場合はそのケアをし、心理的な原因で眠れない場合は、無理に寝ようとせず、なるべくリラックスして過ごします。眠れなくてつらい場合は医師に相談して睡眠薬の使用を検討してもよいでしょう。

手術後の通院

退院後にも通院が必要です。どのくらいの頻度で病院に行くのか、診療時間はどのくらいかかるのかクリティカルパスなどで確認しておきましょう。自宅近くの通いやすいクリニックなどでも治療が受けられる場合があります。

抗がん剤などの追加治療を行う場合は、薬の種類や方法などにより、治療と検査の予定が組まれます。最初は、投薬量や副作用を確認するために入院して行う医療機関もあります。その後は1週間～数週間ごとに定期的に通院といった形になっていきます。必要に応じて後から治療法を変更するケースもあります。

点滴薬の場合はそのつど通院が必要ですが、ティーエスワンなど経口薬の場合は通院の負担

▶ **クリティカルパス（クリニカルパス）** 入院中に行われる患者さんの治療（検査、手術、食事、リハビリなど）に関する計画表

も少なくてすみます。

追加治療がない場合も、再発や転移の早期発見のため経過観察をしていきます。

一般的には、手術直後から1年目は、1～3、4ヵ月ごと、1年後以降は、3ヵ月ごと、6ヵ月ごと、1年ごとというようにだんだん間隔を空け、外来で検査を行います。原則手術後5年まで行います。

検査内容は体重の変化や、食事や日常生活に関する問診、また再発等をチェックするための腫瘍マーカーを含む血液検査、CT検査、内視鏡検査、超音波検査、MRI検査などです。どの検査をどの頻度で行うかは、医療機関や病状によって異なります。

●健康診断は必要

がん患者さんであっても、新たにがんや別の病気にかかるリスクはそうでない人と同じです。がん治療中で、定期的に病院に通っていると、もし新たに病気にかかればそのなかで見つかる、と期待してしまいますが、治療中のがん以外の病気はそのための検査をしなくては見つけることはできません。

定期的に健康診断とがん検診も受け、がんやその他の体の異常に早く気づけるようにしましょう。

ただし使用している薬剤の影響で検査値に異常が出ることもありますので、検査結果で異常が出た項目については主治医に相談するとよいでしょう。

腸《ちょう》閉《へい》塞《そく》に注意

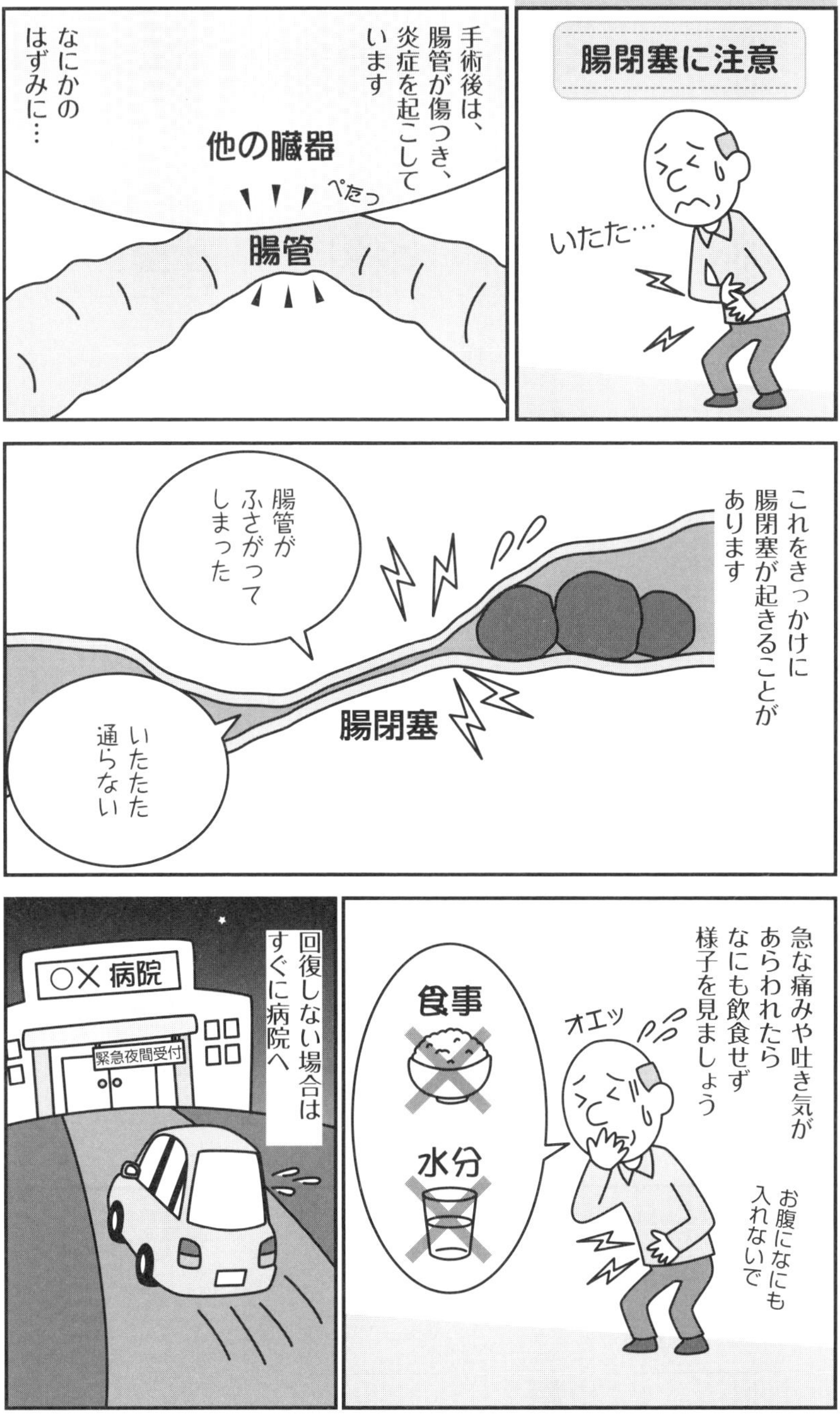
腸閉塞に注意
いたた…
手術後は、腸管が傷つき、炎症を起こしています
他の臓器
ぺたっ
腸管
なにかのはずみに…
これをきっかけに腸閉塞が起きることがあります
腸管がふさがってしまった
腸閉塞
いたたた通らない
急な痛みや吐き気があらわれたらなにも飲食せず様子を見ましょう
オエッ
食事
水分
お腹になにも入れないで
回復しない場合はすぐに病院へ
○×病院
緊急夜間受付

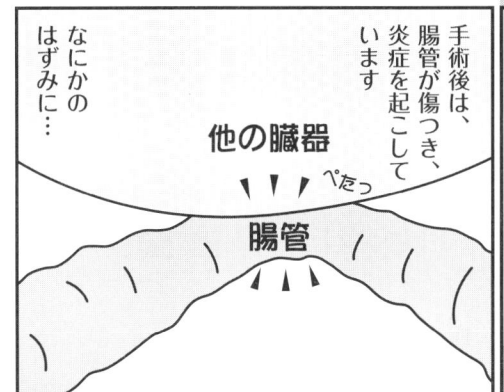

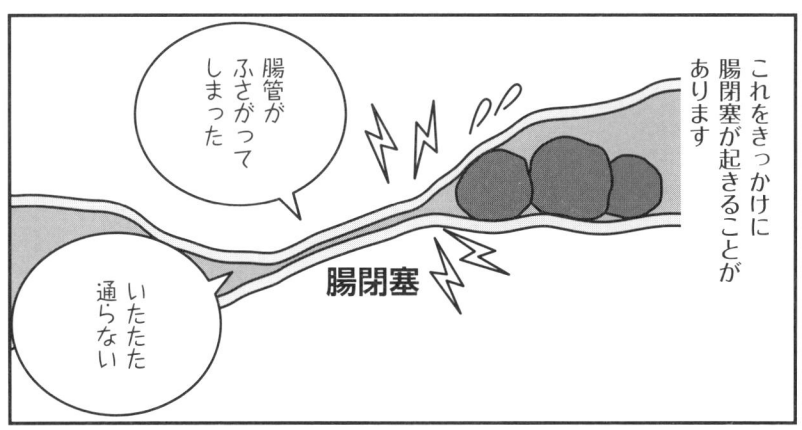

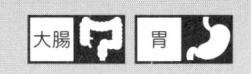

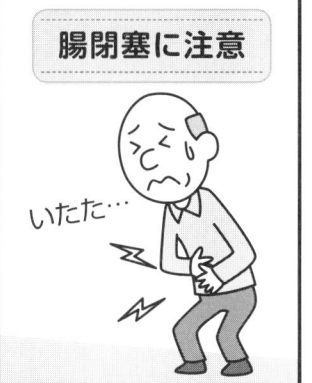

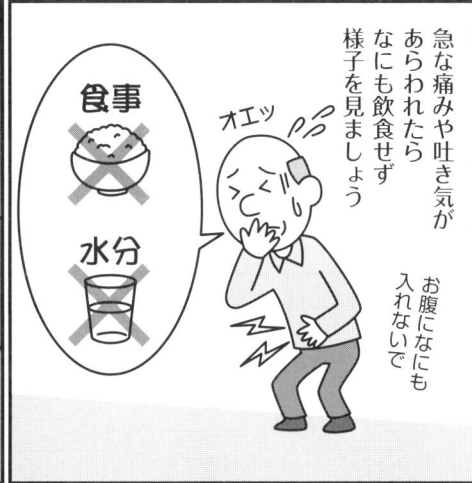

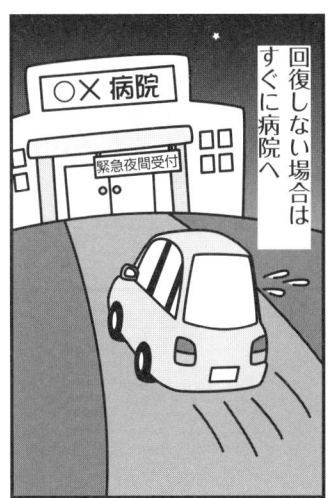

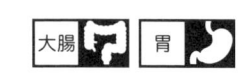

●腸管が塞《ふさ》がる

胃がん、大腸がんの手術後に共通して注意が必要な病気が腸閉塞（イレウス）です。

腸閉塞は、その名の通り、なんらかの原因によって腸管が閉じたり塞がったりして、腸内の食べ物や水分が詰まって流れなくなる状態です。

主な症状は吐き気を伴う腹痛で、そのほかに便秘、お腹の張り、膨満感、嘔吐、食欲不振、ガスが溜まる、発熱などです。突然刺すような痛み（疝痛《せんつう》）が起こる場合もあります。

とくに重篤なケースでは、腸への血流も阻害され、適切な処置を行わないと腸管が壊死《えし》したり、穴が開いたりして命に関わることがあります。

●腸閉塞の原因と対処

腸管が狭くなる原因は、次の二つです。

一つは癒着《ゆちゃく》です。手術の傷が炎症を起こし、周囲の粘膜がくっついて（癒着して）狭くなってしまう状態で「機械性腸閉塞」といいます。開腹手術をした人に起こりやすいのはこちらです。機械性腸閉塞のなかでも周囲の血管が圧迫され、血流まで阻害されている状態を「複雑性腸閉塞」といい、より危険な状態です。

もう一つは、腸の動き自体が悪くなることで腸管が塞がる「機能性腸閉塞」です。胃がん、大腸がんの後遺症としては多くありませんが、がんが神経まで浸潤することで腸管が麻痺して起こることもあります。

腸閉塞は手術後でなくても起こり得ます。が

癒着して、腸閉塞を起こしている状態

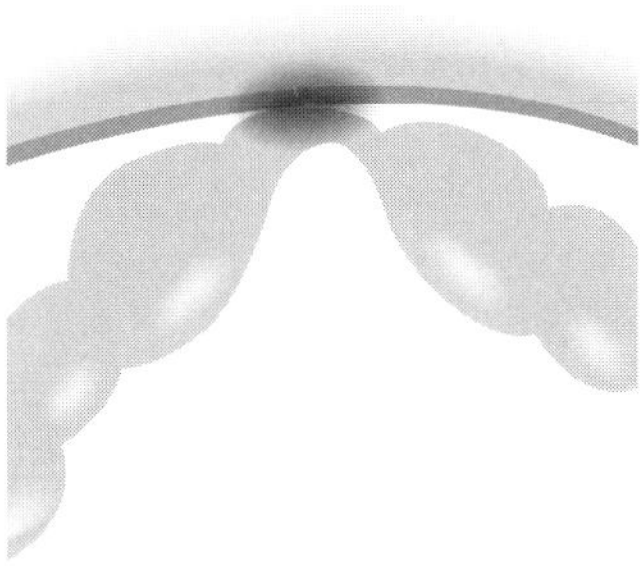

腸が腹壁と癒着している

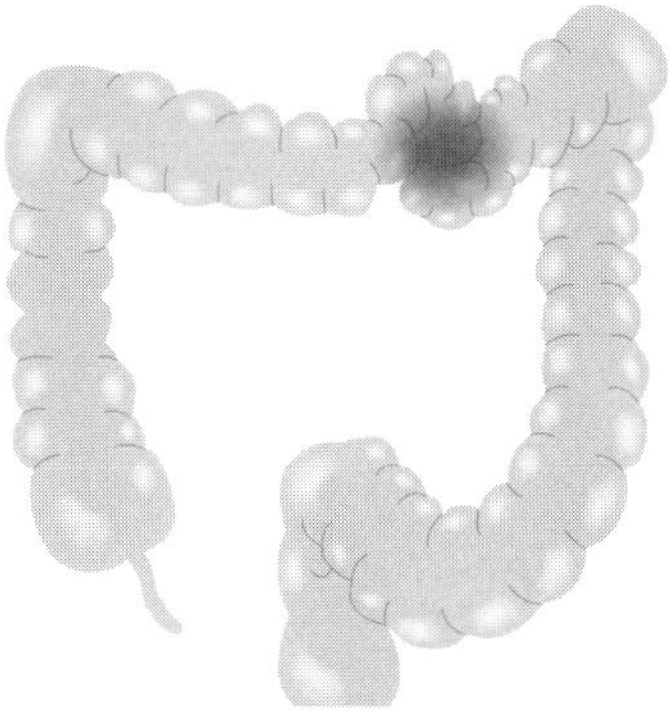

腸が炎症を起こして癒着している

んの腫瘍自体が腸管を圧迫して閉塞の原因となることもあります。この場合は腸閉塞によってがんが見つかるきっかけとなることもあります。

腸閉塞の症状かもしれないと感じたら、食べ物や水分をとるのをやめて様子を見ます。便が排出されない場合はそのますぐに受診しましょう。

腸閉塞は自然に回復することが難しい場合がほとんどです。

腹部のX線検査、CT検査を行えば腸閉塞かどうか診断がつきます。

治療は、機械性腸閉塞で腸管の壊死などがなければ、経鼻チューブで内容物を排出し腸にかかっている圧力を下げます。そのうえで絶食

し、腸を空にして腸管の回復を待ちます。その間は入院して点滴から栄養をとることになります。数日経過しても腸管の閉塞が治らない場合は手術を検討します。ただし外科的な手術を行うとまた腸閉塞を起こしてしまうリスクがあります。

腸閉塞の症状の例

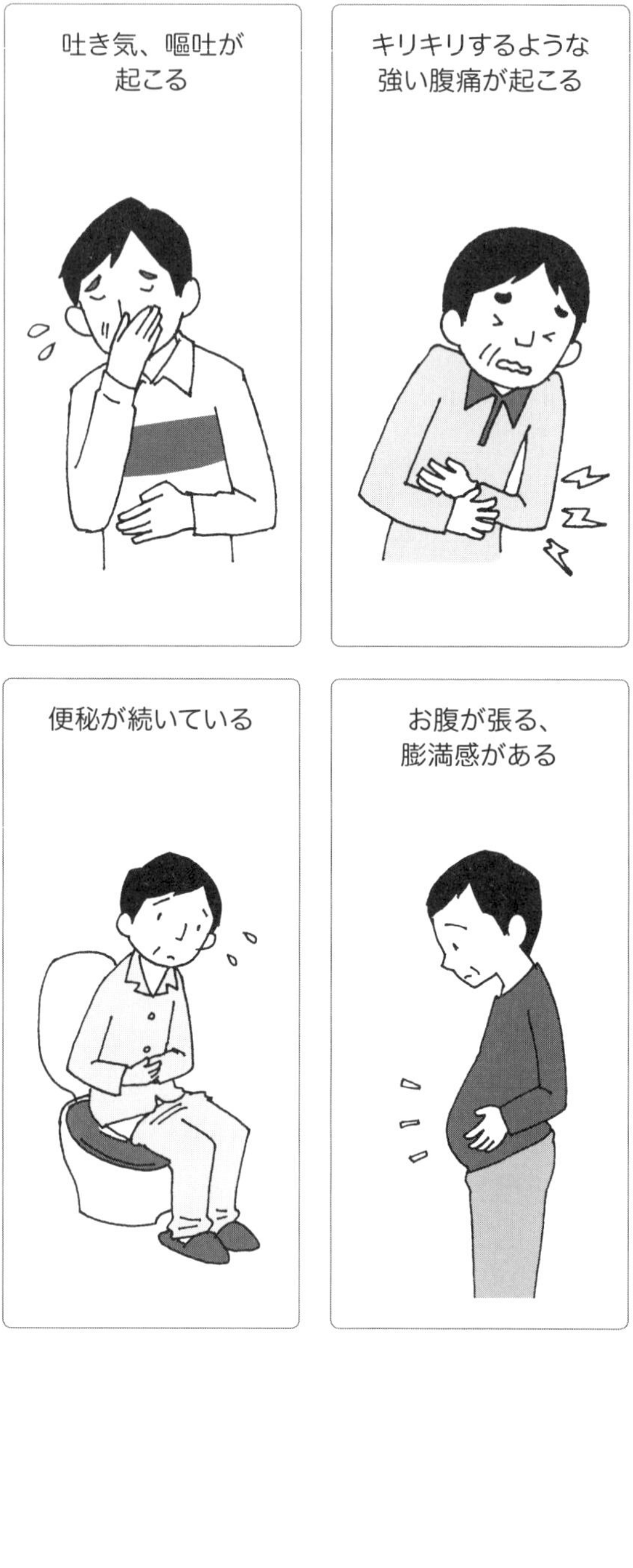
吐き気、嘔吐が
起こる
キリキリするような
強い腹痛が起こる
便秘が続いている
お腹が張る、
膨満感がある

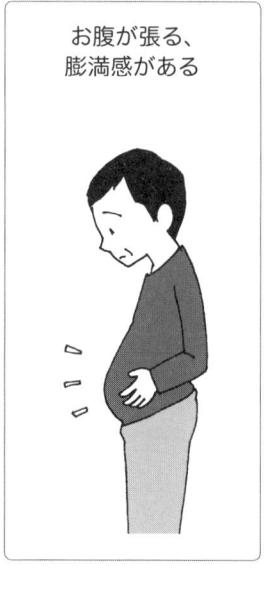

●**腸閉塞の予防**

食事は一度に食べ過ぎず、少量ずつよく噛んで食べます。

腸閉塞は便秘が誘因となることがありますので便秘を予防します。

便秘は適度に水分や食物繊維をとり、運動をすることで予防できます。ただし食物繊維のとりすぎは、腸管を詰まらせやすくなることもわかっていますので、とりすぎには注意が必要です。食物繊維を多く含む食品は、細かく切って食べるようにするとよいでしょう。

体調的に便秘を起こしやすい場合は、便秘薬などを使用することもあります。

腸閉塞に注意

腸閉塞を予防するために

- 食事は少量ずつよく噛んで
- 便秘に注意

症状に気づいたら

- 食べ物や水分をとらずに様子を見る
- 症状が続く場合はすみやかに受診

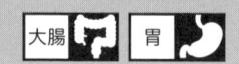

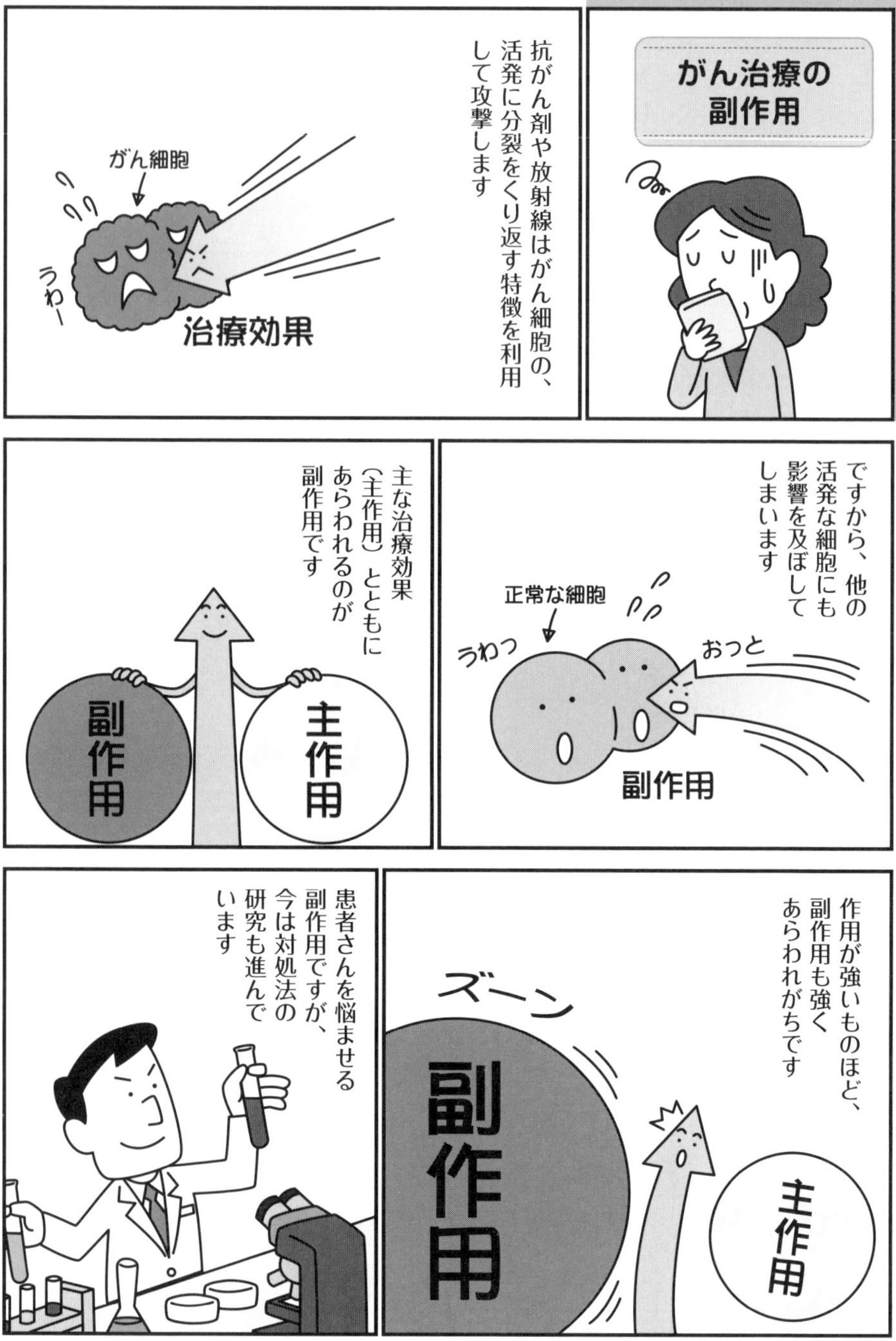
がん治療の副作用
抗がん剤や放射線はがん細胞の、活発に分裂をくり返す特徴を利用して攻撃します
がん細胞
うわー
治療効果
ですから、他の活発な細胞にも影響を及ぼしてしまいます
正常な細胞
うわっ
おっと
副作用
主な治療効果（主作用）とともにあらわれるのが副作用です
副作用
主作用
作用が強いものほど、副作用も強くあらわれがちです
ズーン
副作用
主作用
患者さんを悩ませる副作用ですが、今は対処法の研究も進んでいます

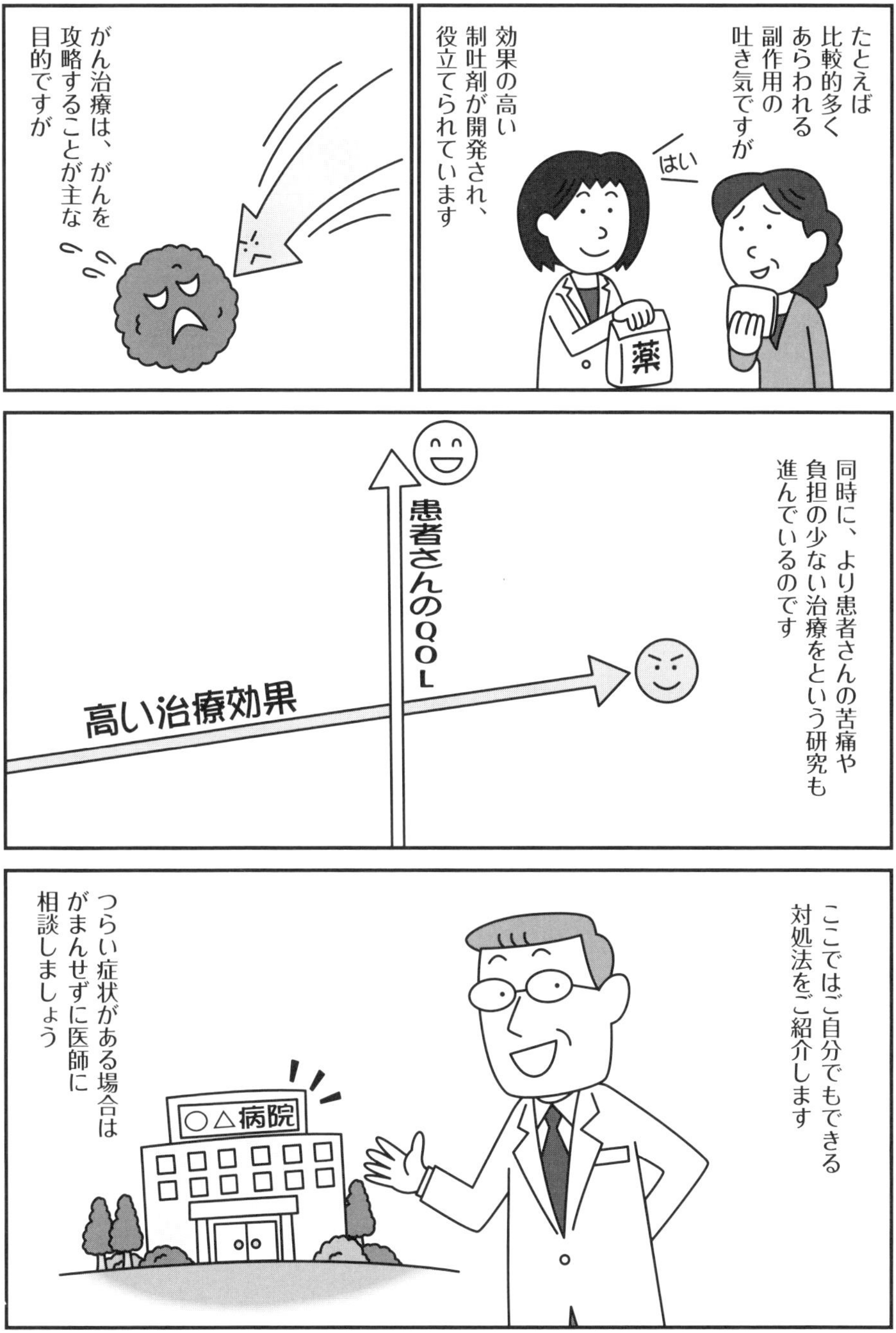
たとえば比較的多くあらわれる副作用の吐き気ですが
はい
効果の高い制吐剤が開発され、役立てられています
薬
がん治療は、がんを攻略することが主な目的ですが
同時に、より患者さんの苦痛や負担の少ない治療をという研究も進んでいるのです
患者さんのQOL
高い治療効果
ここではご自分でもできる対処法をご紹介します
○△病院
つらい症状がある場合はがまんせずに医師に相談しましょう

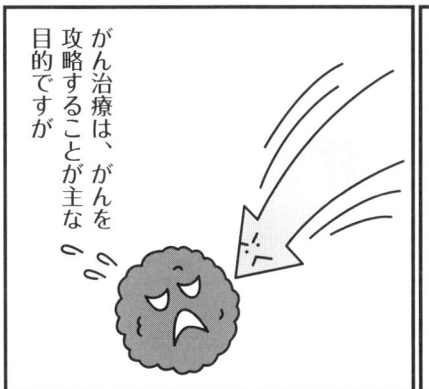

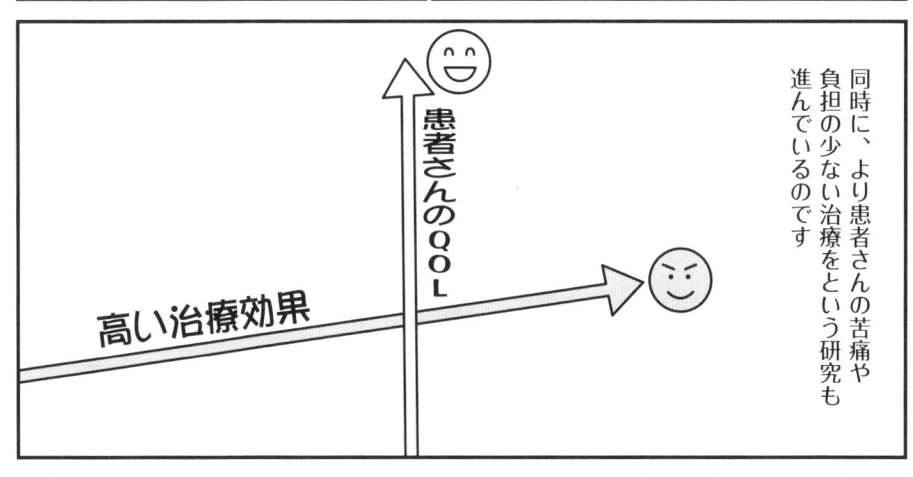

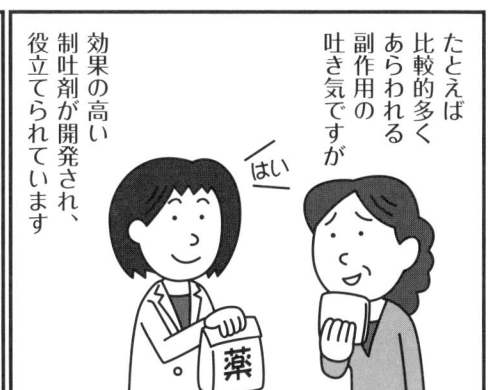

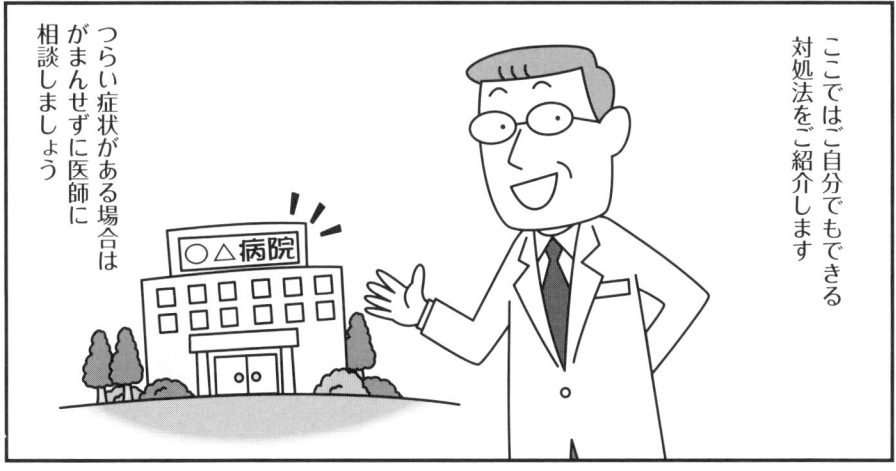

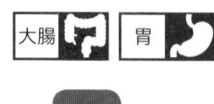

自分でできる副作用対策

がん治療の副作用がつらい場合はがまんせず、医師や看護師に相談しましょう。

また次に紹介するような工夫でも症状を和らげたり、トラブルを少なくすることができます。

吐き気、嘔吐があるとき

- 深呼吸をしてリラックスする。
- 体を横にして、丸くなって安静にする。
- 冷たい水でうがいをしたり、氷を口に含む。
- 香りの強いものを、近くに置かない。

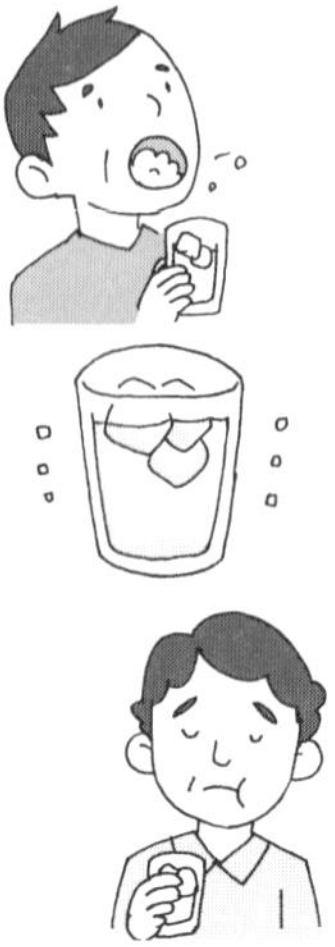

冷たい水や氷の刺激で吐き気が緩和されることも

下痢があるとき

- 安静にして、カイロなどで腹部を温める。
- 食べ物は、消化のよいおかゆ、煮込んだうどんなどを選び、少量ずつ食べる。
- 刺激物、脂肪分、塩分の多い食べ物は避ける。カリウムを多く含むバナナなどを選ぶ。
- 脱水も下痢の原因となるので、水分補給を十分にする。水かスポーツ飲料がよりよい。
- 排泄後は、細菌感染を予防するため、陰部を清潔に保つ。
- 替えの下着を持ち歩いたり、トイレの場所をあらかじめ確認しておくと精神的に落ちつく。

便秘

- 水分を多めに取るようにする。
- 便をやわらかくする薬、腸をやわらかくする薬などを服用する。

口内炎

- 口の中を鏡でみて、乾燥、発赤、腫脹《しゅちょう》、アフタ、亀裂《きれつ》、潰瘍《かいよう》、出血、唾液の状態を観察し、自覚できる違和感や、見た目で何か変化があるときは、すぐに担当医に相談する。
- うがい、歯磨きで口内を清潔に保つ。
- 歯ブラシの毛は柔らかいものを使い、歯茎を傷つけないようにする。
- 刺激の強い食べ物を避ける。

脱毛

- 帽子やバンダナを用意しておく。
- 頭皮への刺激が強いドライヤー、カラーリングは避ける。
- 髪の毛を事前に短く切っておくと脱毛が始まっても処理がしやすい。
- シャンプーで清潔を保つ。
- ウィッグなどを利用する（脱毛後に頭部のサイズが変わるので、脱毛後に用意したほうがフィットする）。
- 治療が終わればまた生えてくることを知っておく

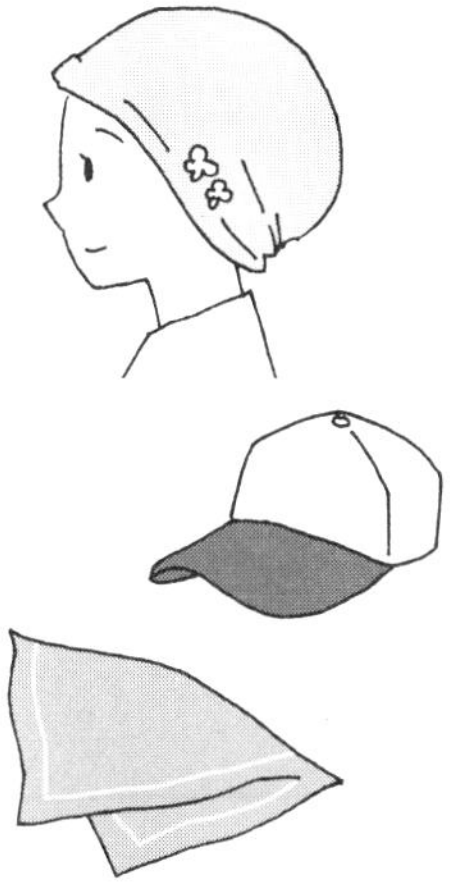

治療が終わればまた生えてくる

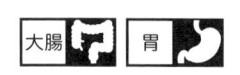

麻痺・しびれ

・痛みや熱に気づきにくくなるので、傷や虫さされ、やけどなどに注意する。
・しびれている部分をマッサージしたり、温める。
・手や指を動かして、血行を促す。

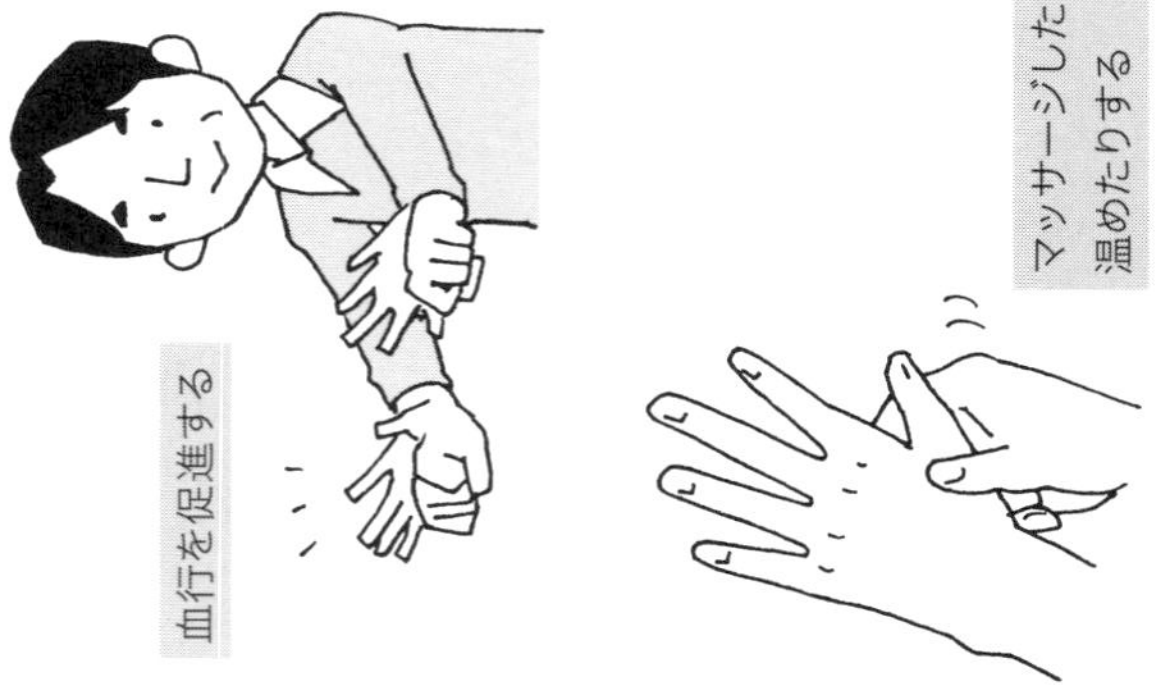
血行を促進する
マッサージしたり、温めたりする

感染症（白血球の減少でかかりやすい）

・こまめに手洗い、うがいをする。
・入浴やシャワーを毎日行い、清潔な衣服に着替える。
・食中毒に注意する。
・部屋を清潔に保つ。
・外出時はマスクを着用し、人ごみの多い時間の外出や買い物はなるべく避ける。

貧血（赤血球、ヘモグロビン減少によるもの）

・めまいがあるときは、落ちつくまで安静にする。
・歩行は、息切れしない程度に行う。
・たんぱく質を多く含む食品（卵、肉類など）、ビタミンB_{12}を多く含む食品（牛、豚、鶏のレバー、サンマ、ニシン、イワシ、サバ、カキ、アサリ、チーズなど）をとる。

血小板の減少（出血しやすくなる）

・血が止まりにくくなるので、出血したらまず医師や看護師に伝える。
・出血部位をタオルやガーゼで圧迫し止血する。
・鼻血が出たときは、小鼻を指で圧迫し、氷で冷やす。

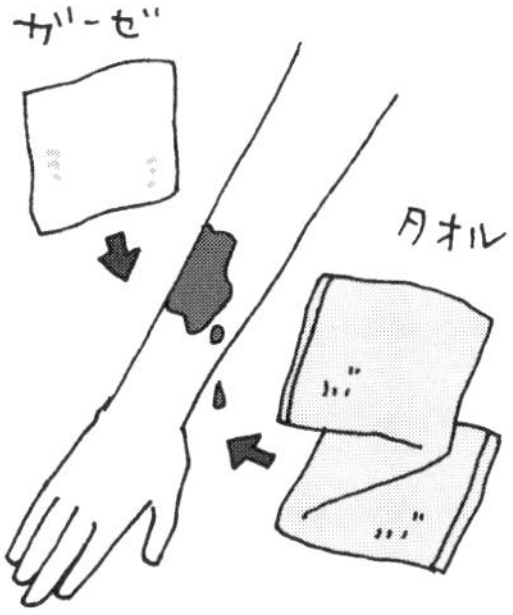

強く圧迫し止血する

・出血部位を清潔に保つ。
・ひげそりはカミソリではなく、電気シェーバーを使う。
・血液を固まりにくくする作用があるので、アルコールを控える。

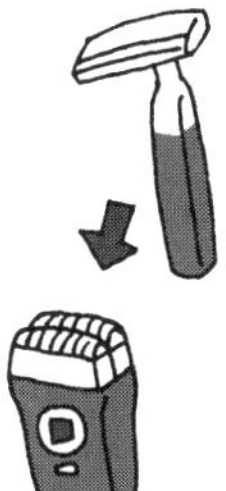
日頃からなるべく出血しないよう気をつける

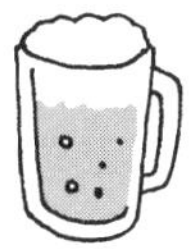
アルコールは控える

Column

5年生存率

5年生存率とは、がん患者さんのうち治療開始から5年後に生存している人の割合です。この数字には、がんが再発している人も含まれています。また亡くなった人の割合もがんが理由とは限りません。がん以外の死因で亡くなっている場合も非生存者に加えられているという点に注意が必要です。

胃がんや大腸がんの5年相対生存率は、他のがんに比べて高いといえます。

病期がステージ1の5年生存率を部位別に見ると、胃がんは98.1%。結腸がんは100%、直腸がんは97%です（全国がん（成人病）センター協議会 生存率共同調査(2006～2008年)診断例より）。

胃がん、大腸がんの治療では早期発見が重要であること、早期ならば治療成績がよいことがわかります。

なお、この数字はがんの種類や、病期ごとの医療の有効性などをつかむための数字です。あくまでも統計上の数字なので、患者さん個人の余命とはあまり関係がありません。この数字にとらわれすぎないという心構えも大切です。

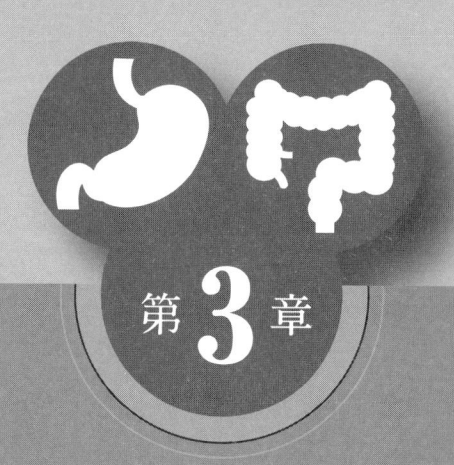

第3章

再発・転移についての知識

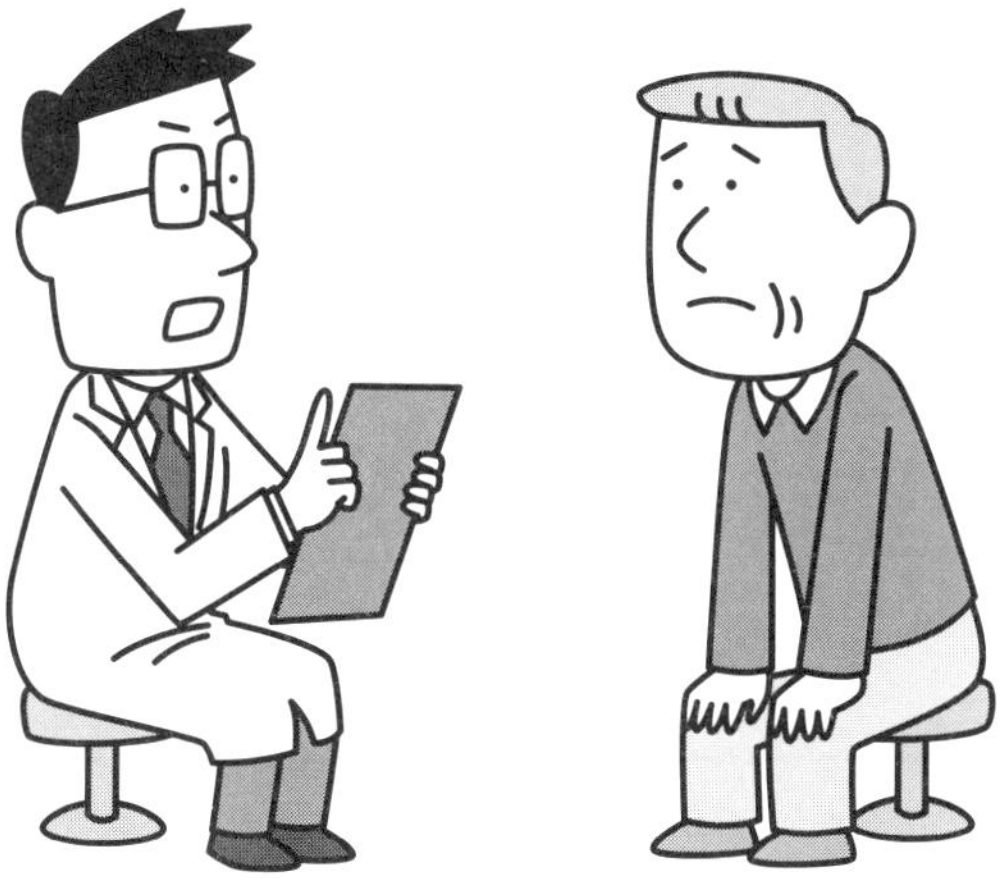

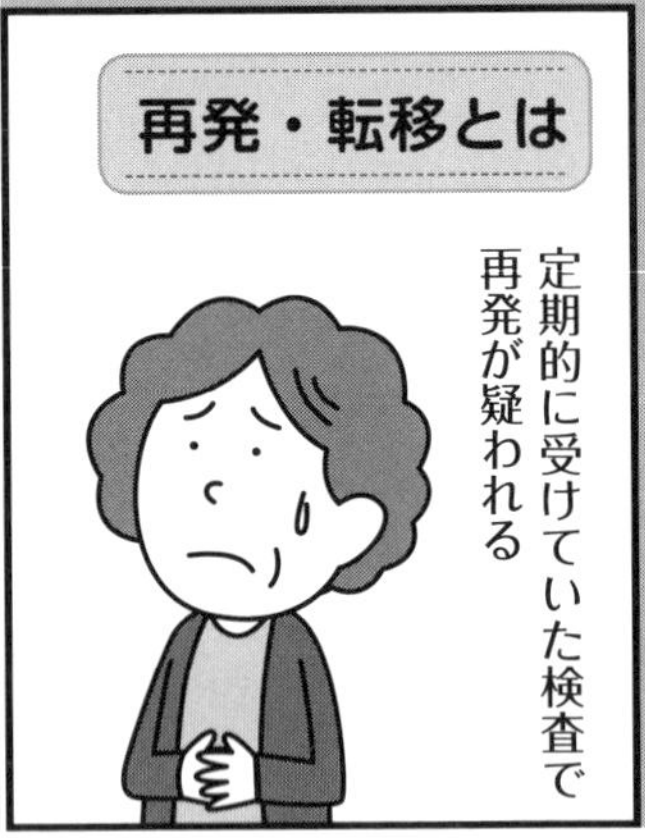
再発・転移とは
定期的に受けていた検査で再発が疑われる

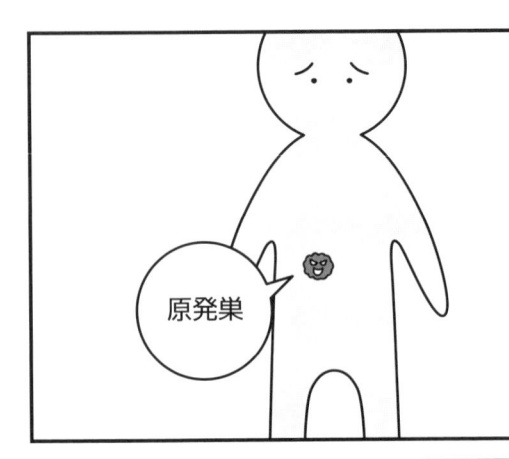

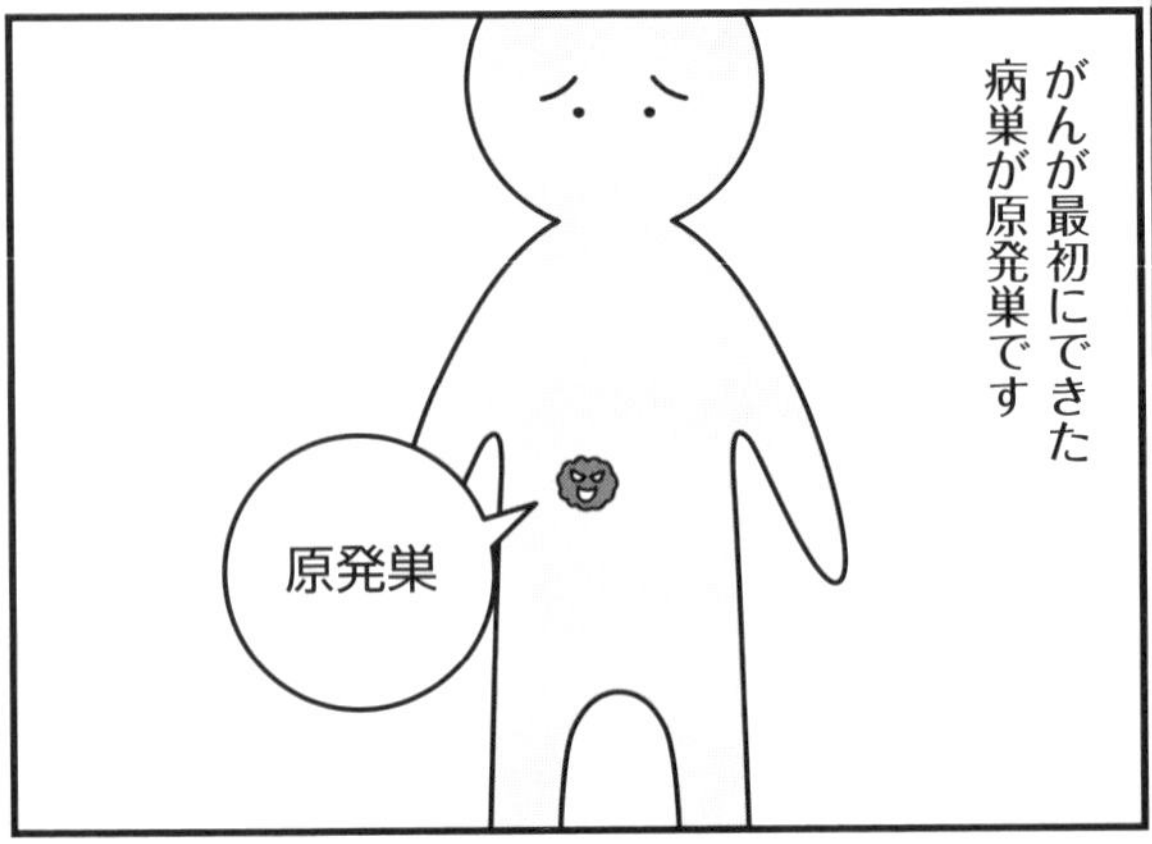
がんが最初にできた病巣が原発巣です
原発巣

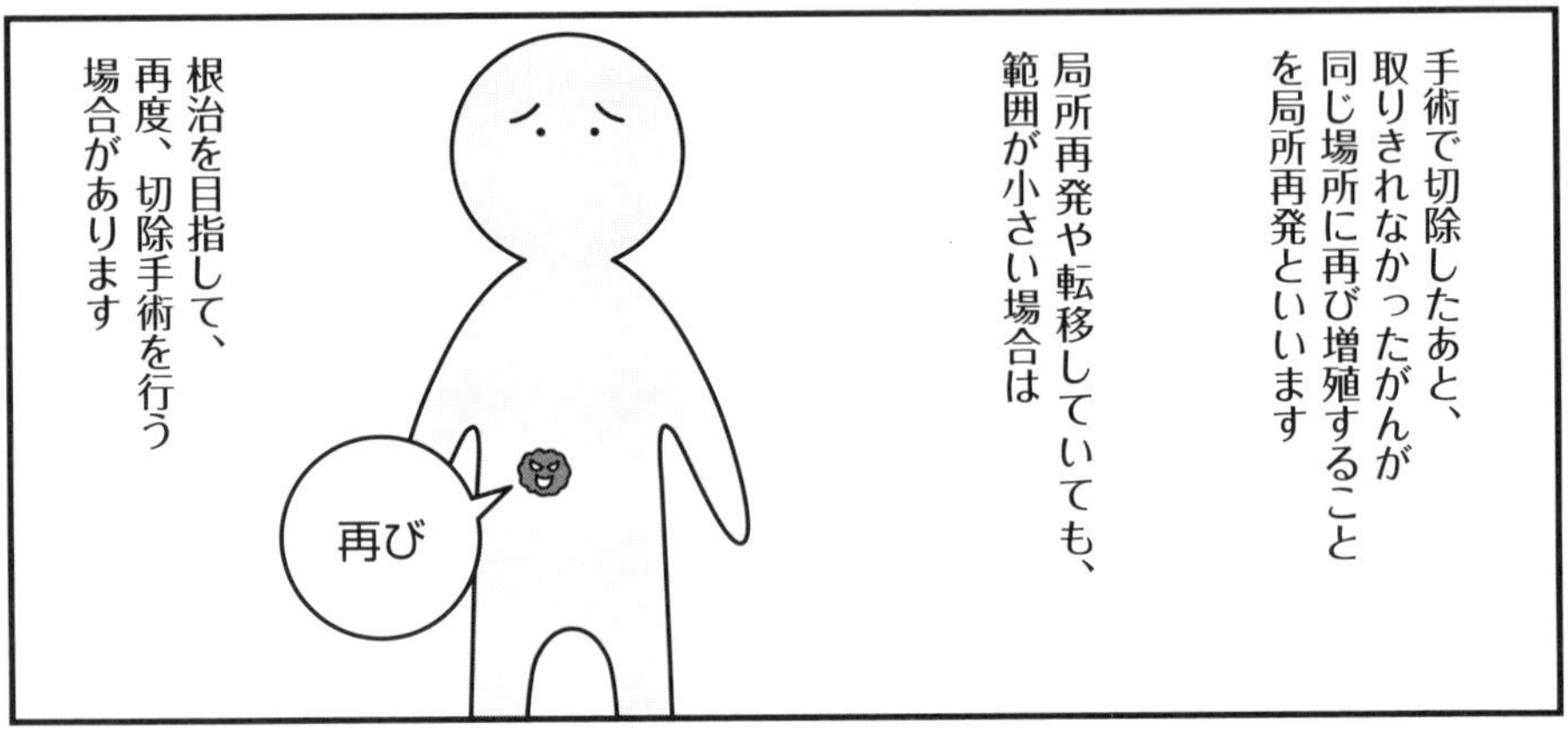
手術で切除したあと、取りきれなかったがんが同じ場所に再び増殖することを局所再発といいます
局所再発や転移していても、範囲が小さい場合は
根治を目指して、再度、切除手術を行う場合があります
再び

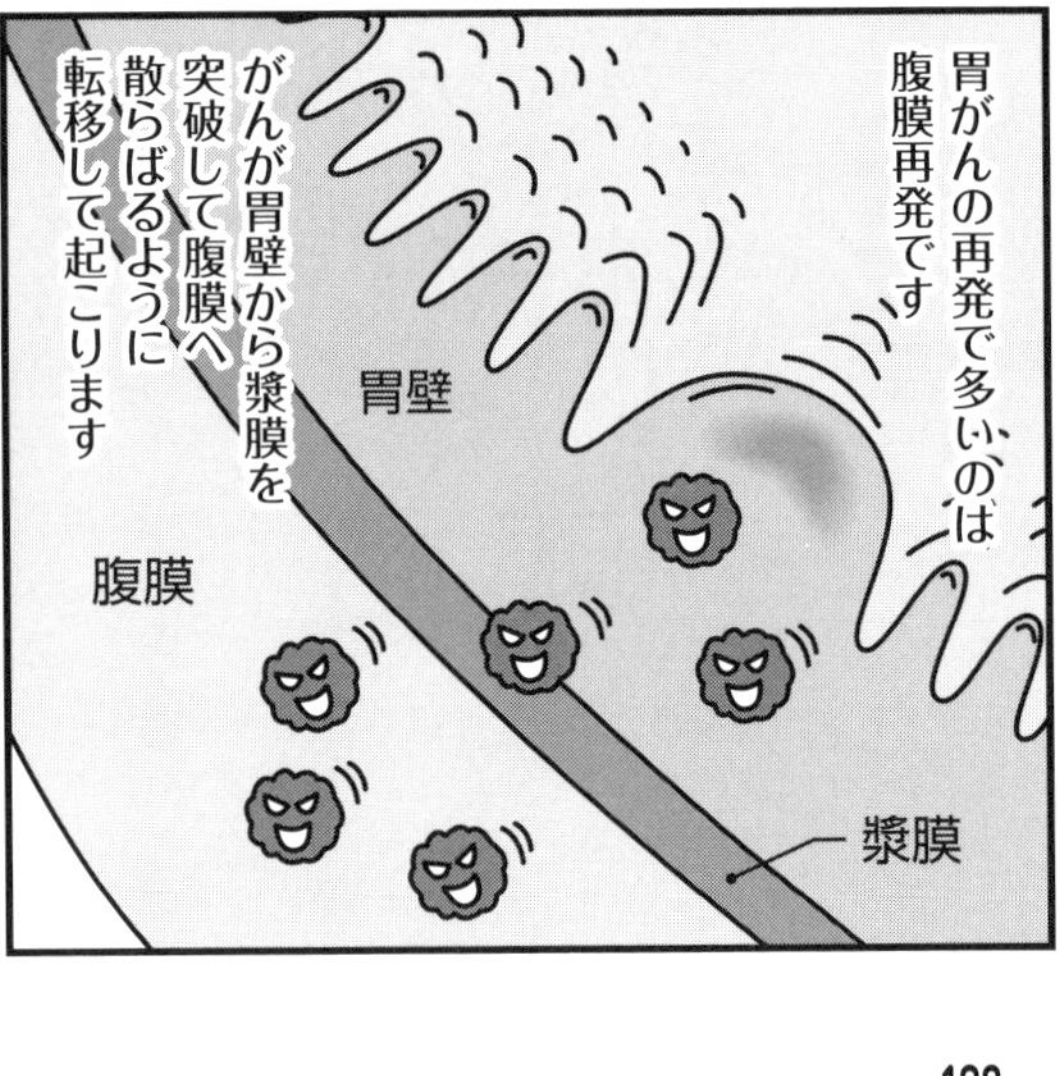
胃がんの再発で多いのは腹膜再発です
がんが胃壁から漿膜を突破して腹膜へ散らばるように転移して起こります
胃壁
腹膜
漿膜

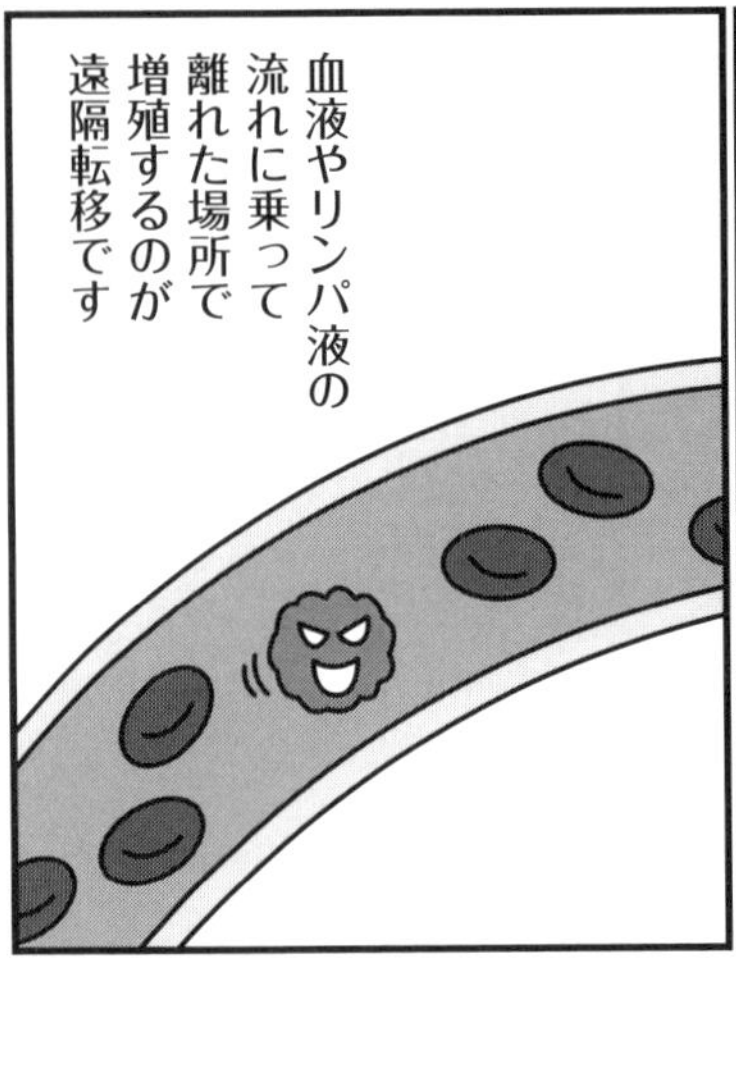
血液やリンパ液の流れに乗って離れた場所で増殖するのが遠隔転移です

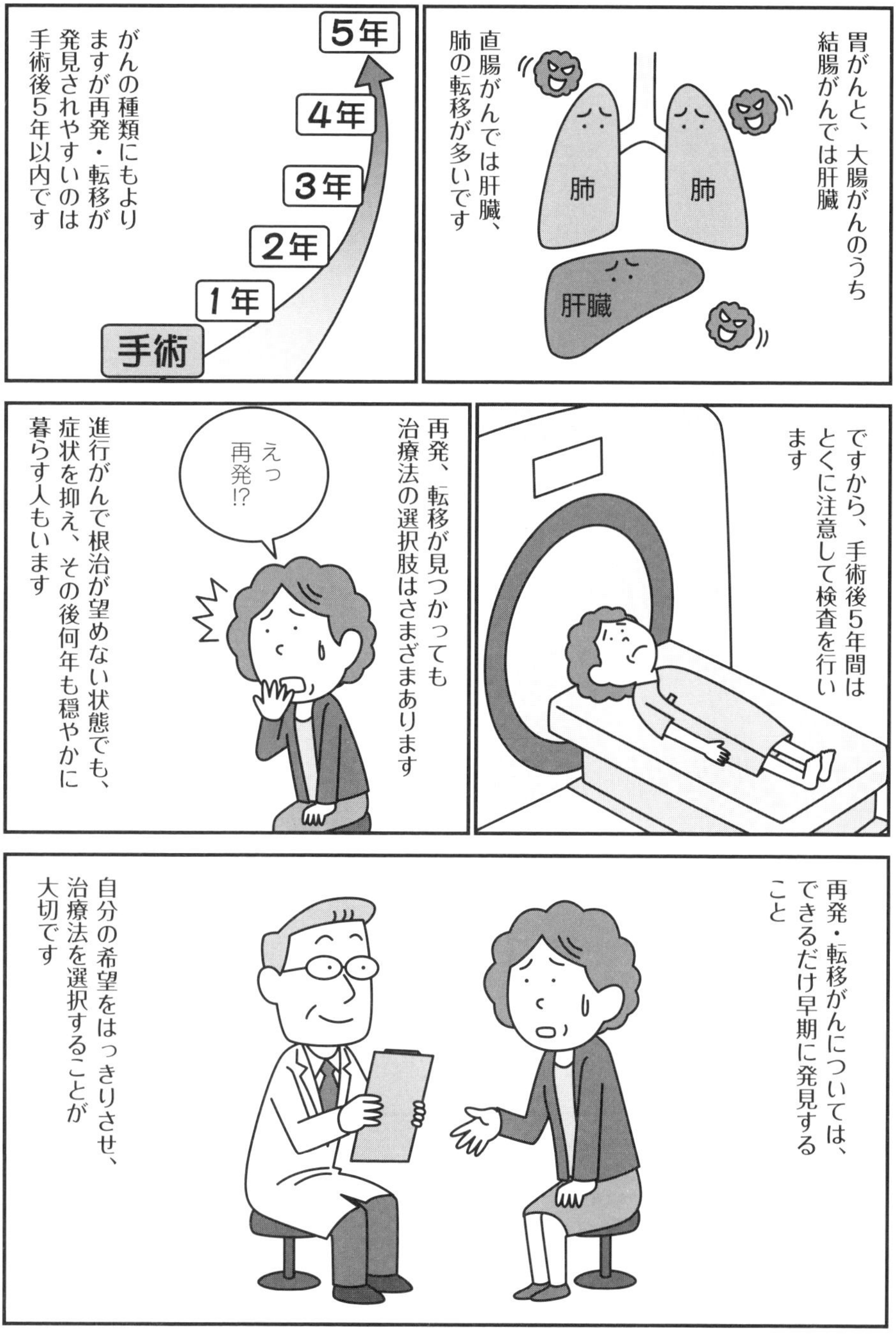
胃がんと、大腸がんのうち
結腸がんでは肝臓
直腸がんでは肝臓、
肺の転移が多いです
肺
肺
肝臓
がんの種類にもより
ますが再発・転移が
発見されやすいのは
手術後5年以内です
5年
4年
3年
2年
1年
手術
ですから、手術後5年間は
とくに注意して検査を行い
ます
再発、転移が見つかっても
治療法の選択肢はさまざまあります
えっ 再発!?
進行がんで根治が望めない状態でも、
症状を抑え、その後何年も穏やかに
暮らす人もいます
再発・転移がんについては、
できるだけ早期に発見する
こと
自分の希望をはっきりさせ、
治療法を選択することが
大切です

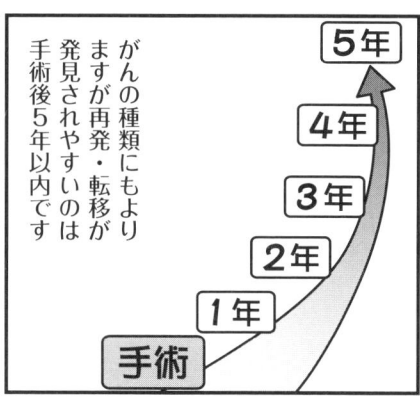

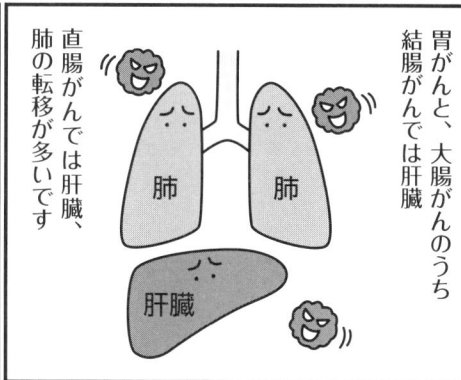

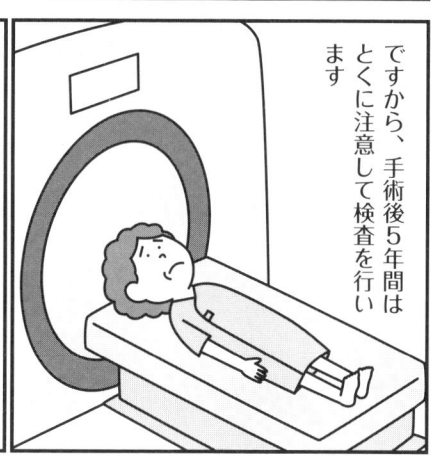

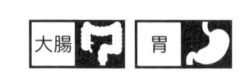

再発・転移とは

がんの転移は最初にがんが見つかった時点で、すでに発生している場合もありますが、がんの治療を行った後に発生することもあります。手術後はすみやかな回復を図るとともに、再発や転移の発生を見落とさないことも大切です。

胃がんや大腸がんの再発や転移は、手術後5年以内に発見されることが多く、その後頻度は減ってきます。ですから約5年間は定期的に経過観察を行う必要があります。

再発、転移は、手術の際に目に見えないほど小さながんが切除しきれず、それが増殖して起きます。

第1章でもお話ししたとおり、再発、転移はその発生の仕方により、原発巣とその周辺で起きる「局所再発」、血管やリンパ管を通って離れた部位に発生する「遠隔転移」、浸潤から胃壁や大腸壁を破って腹腔内に散らばる「播種《はしゅ》性転移」などがあります。

薬物療法（抗がん剤）や放射線治療などで一度は縮小したがんが、再び大きくなる場合もあります。

再発、転移したがん細胞の性質は、基本的に原発巣（がん細胞が最初にできた部位）のがん組織と同じものです。たとえば、原発巣が大腸であれば、転移先が肝臓であっても肝臓がんとは呼ばず、大腸がんに対する治療が行われます。

がんの再発・転移

局所再発

取りきれなかった小さながんが
再び増殖します

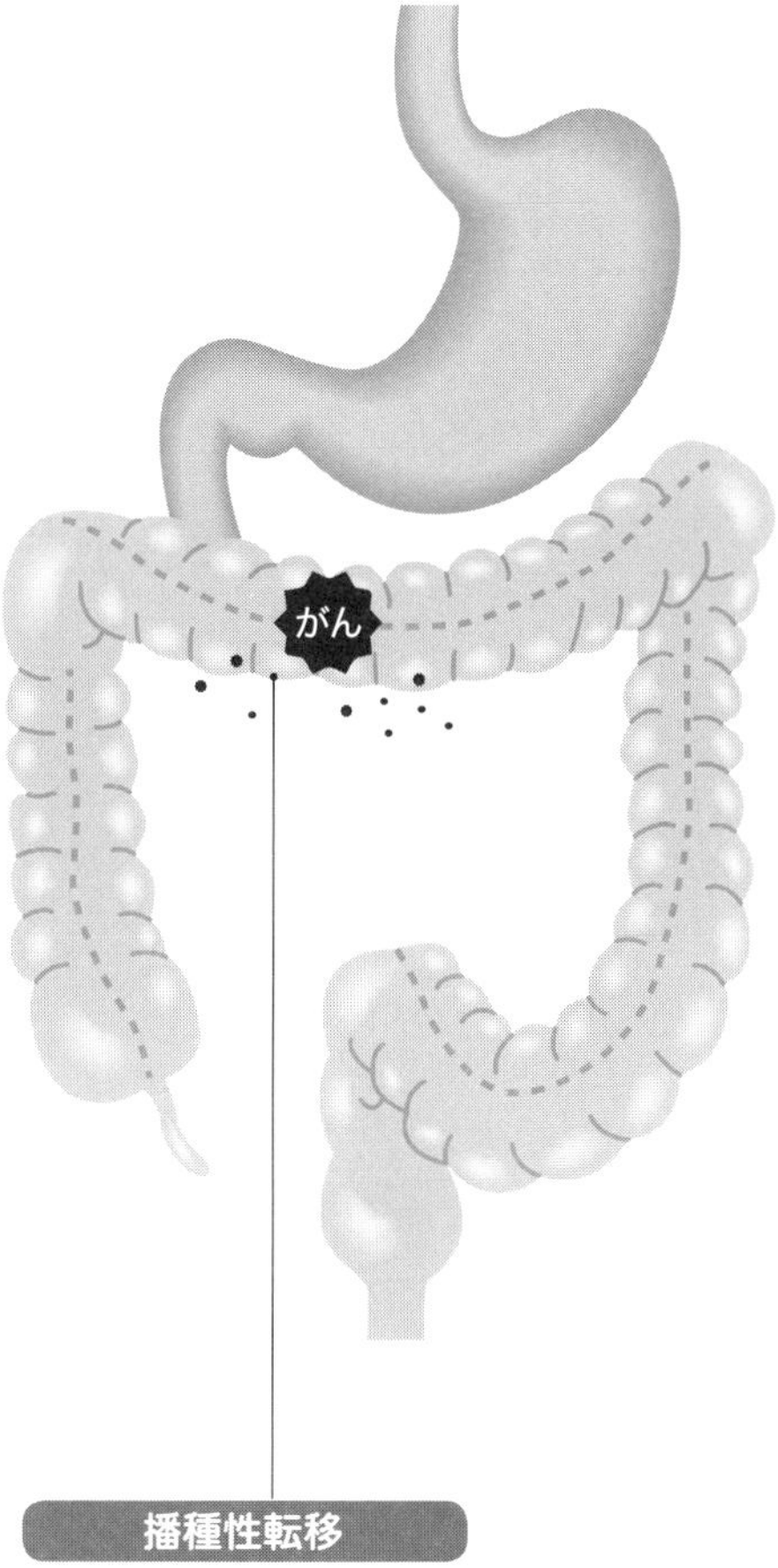

播種性転移

がん細胞が胃壁や大腸壁を破って、
近くの腹腔内に種をまいたように散
らばります

血行性転移

がん細胞が血管を通って運ばれ
て、別の臓器で増殖します

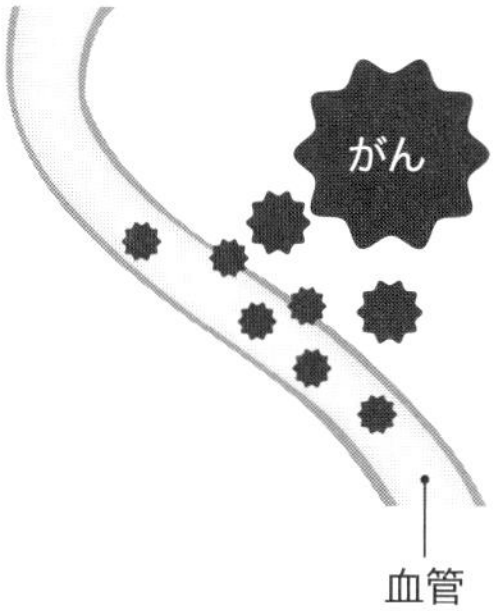

リンパ行性転移

がん細胞がリンパ管を通って運
ばれて、リンパ節に転移します

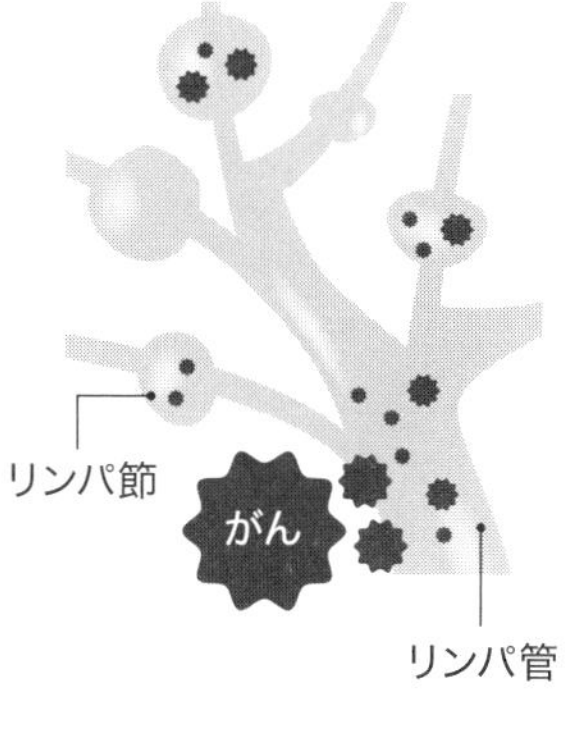

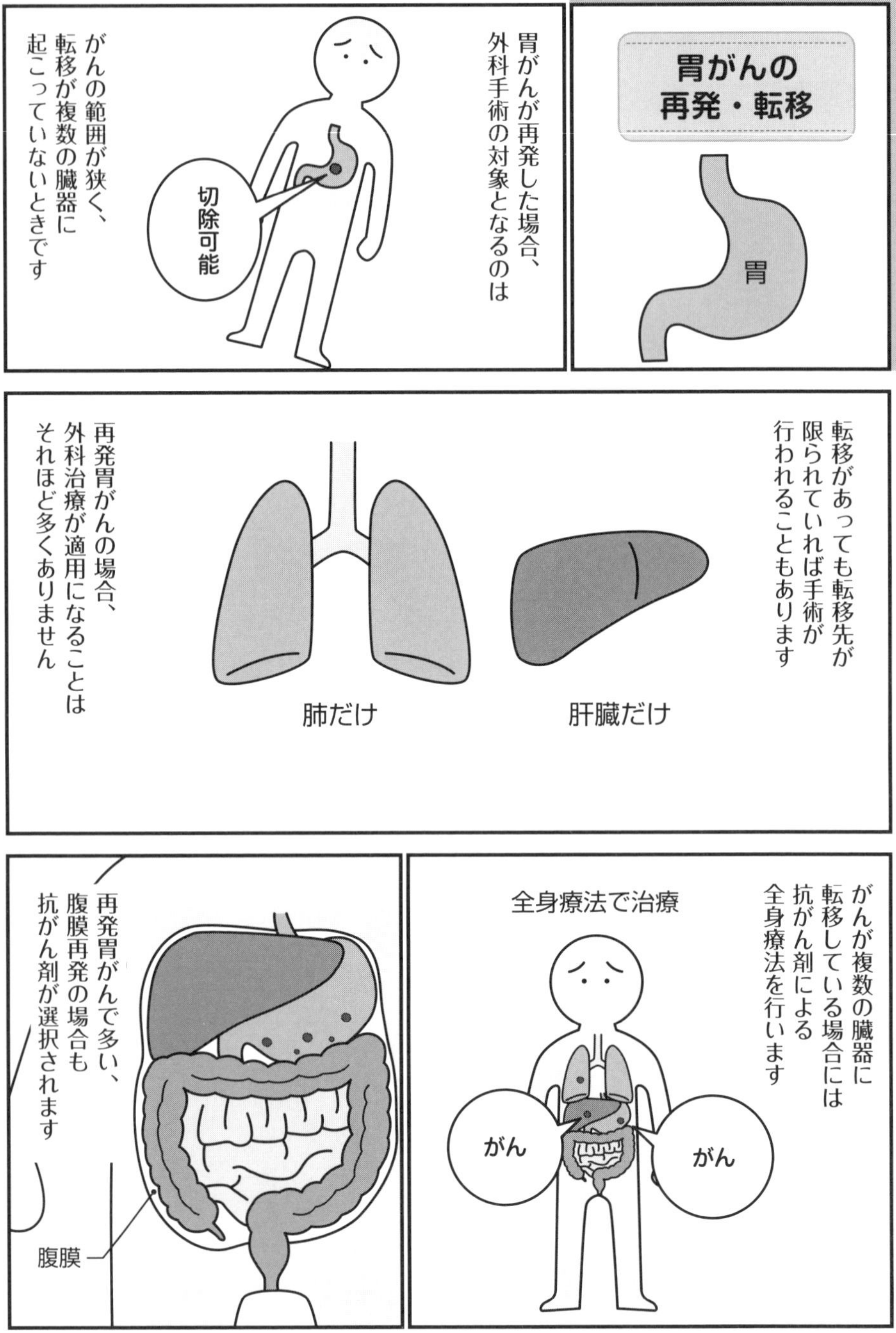
胃がんの
再発・転移
胃
胃がんが再発した場合、
外科手術の対象となるのは
がんの範囲が狭く、
転移が複数の臓器に
起こっていないときです
切除可能
転移があっても転移先が
限られていれば手術が
行われることもあります
肺だけ
肝臓だけ
再発胃がんの場合、
外科治療が適用になることは
それほど多くありません
がんが複数の臓器に
転移している場合には
抗がん剤による
全身療法を行います
全身療法で治療
がん
がん
再発胃がんで多い、
腹膜再発の場合も
抗がん剤が選択されます
腹膜

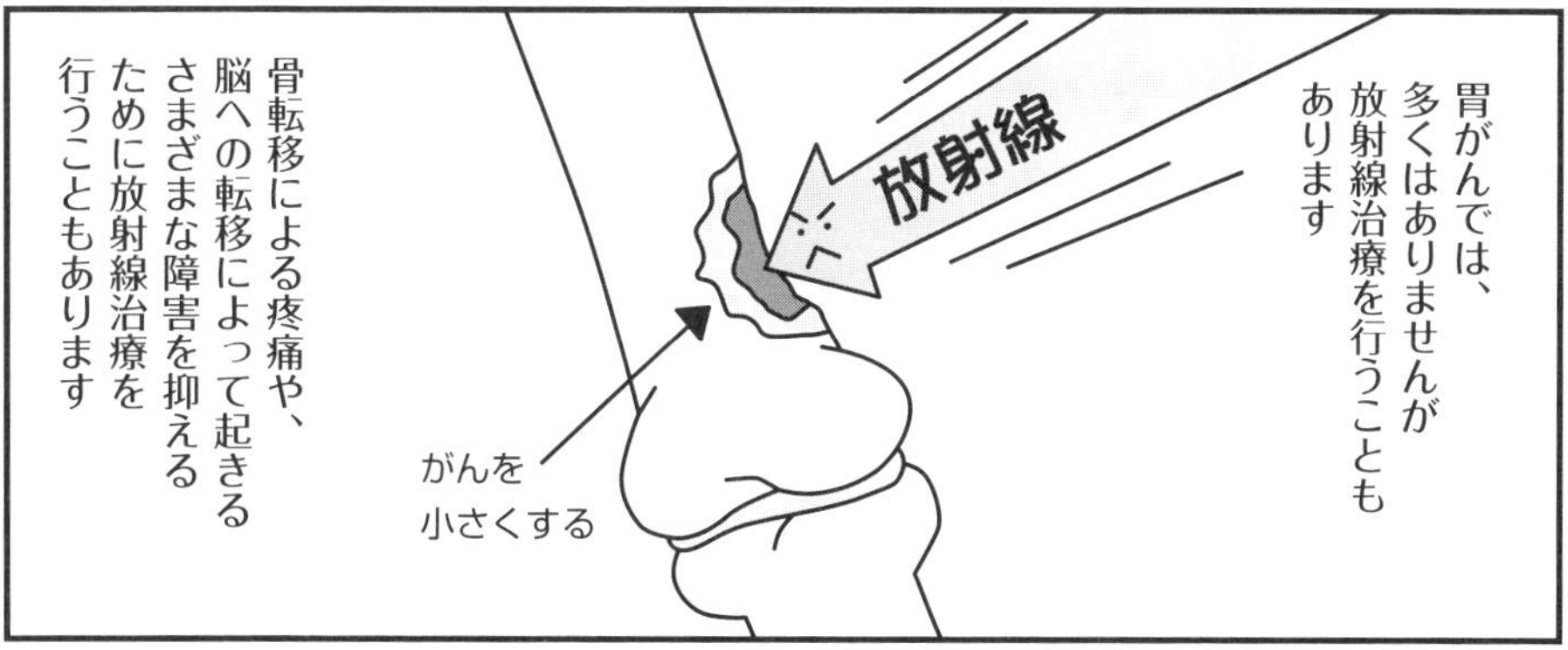
胃がんでは、多くはありませんが放射線治療を行うこともあります
放射線
がんを小さくする
骨転移による疼痛や、脳への転移によって起きるさまざまな障害を抑えるために放射線治療を行うこともあります

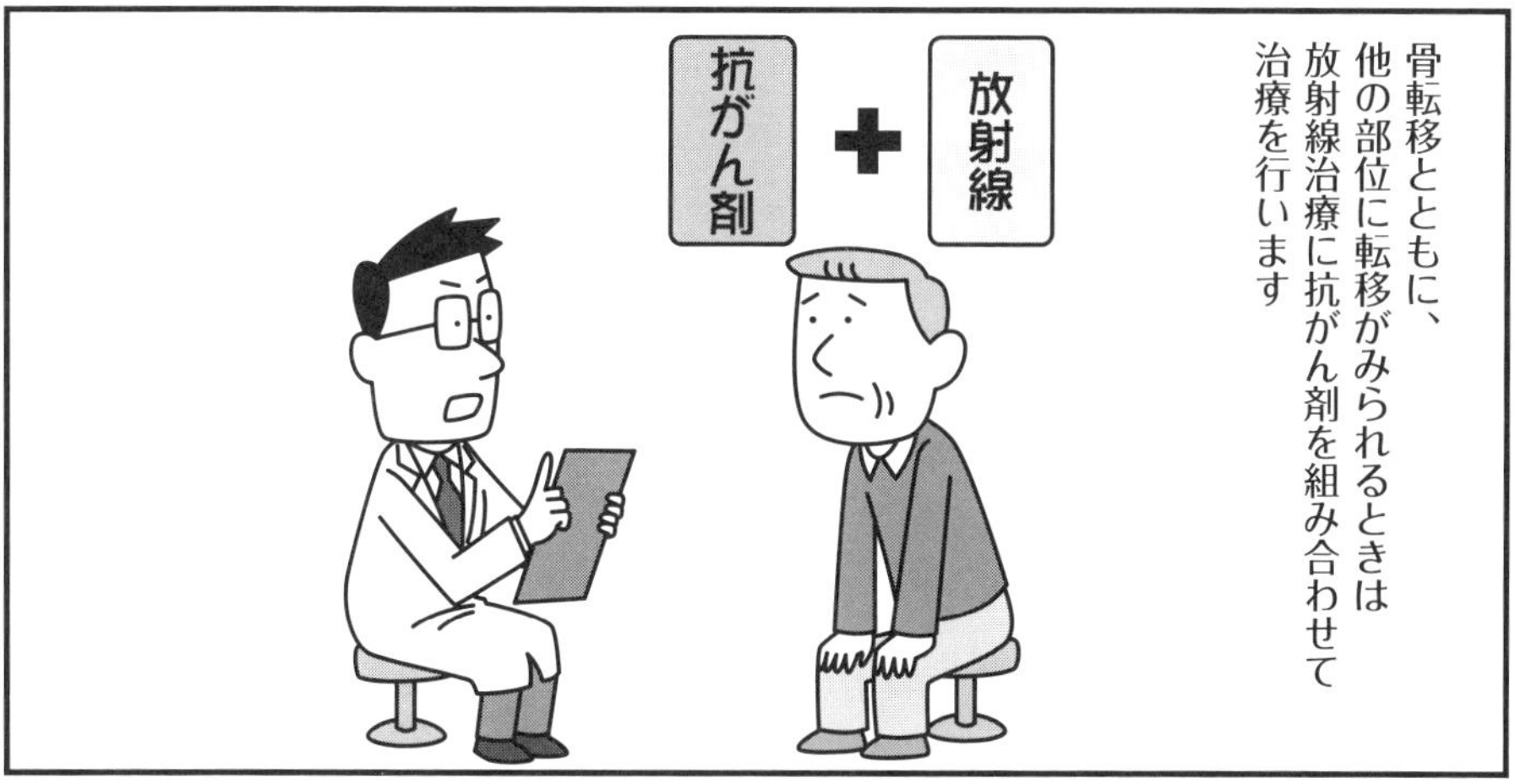
骨転移とともに、他の部位に転移がみられるときは放射線治療に抗がん剤を組み合わせて治療を行います
放射線
抗がん剤

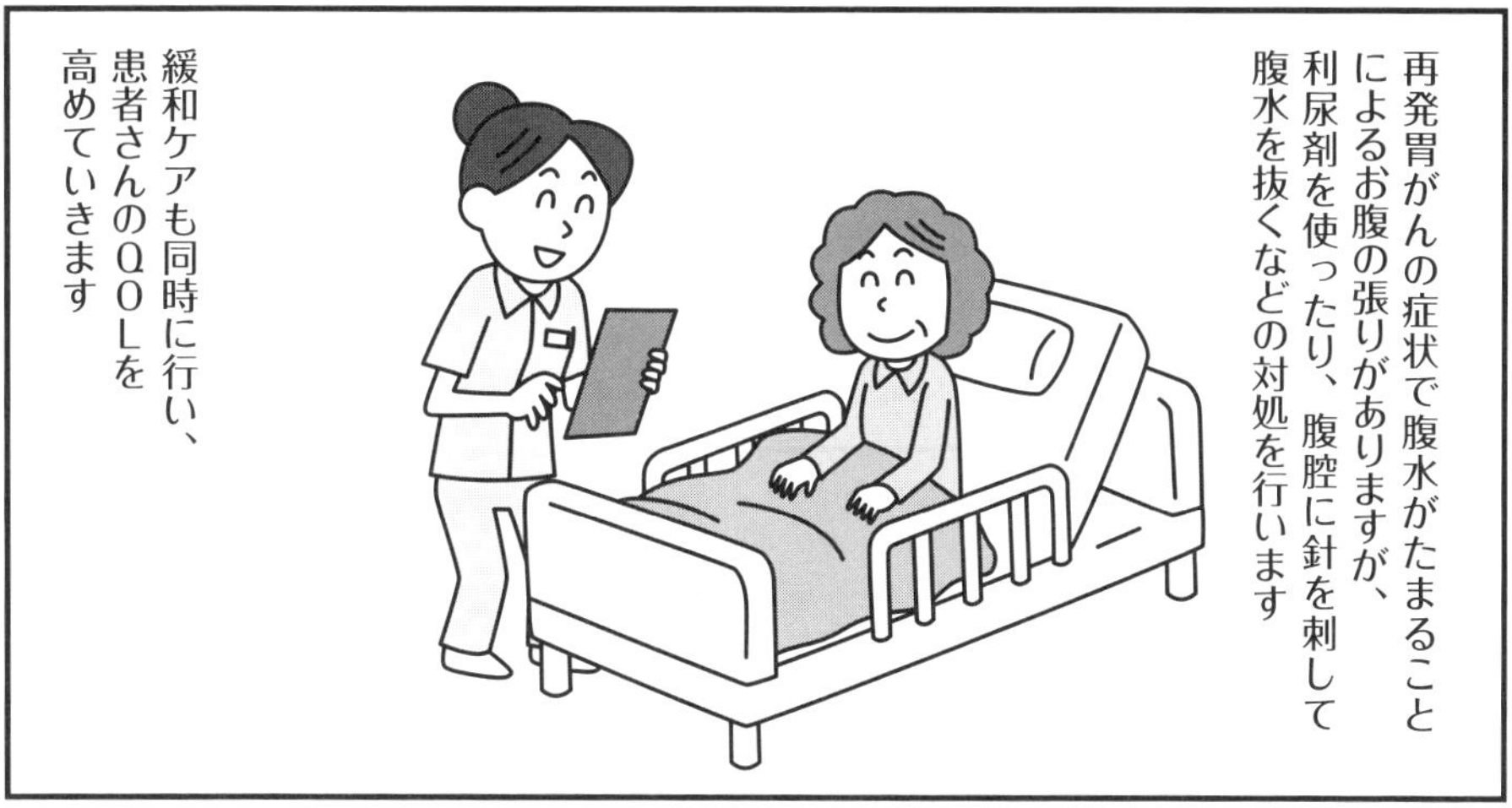
再発胃がんの症状で腹水がたまることによるお腹の張りがありますが、利尿剤を使ったり、腹腔に針を刺して腹水を抜くなどの対処を行います
緩和ケアも同時に行い、患者さんのＱＯＬを高めていきます

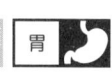

胃がんの再発・転移

胃がんが再発したら、その部位や浸潤の度合い、大きさなどによって治療法が検討されます。リンパ節転移の場合は、原発巣のがんが胃の漿《しょう》膜《まく》に達するほど浸潤していない（T2）、転移したリンパ節が少数（N0、N1）、他の臓器への転移がないなどの条件が合えば、手術で切除することができます。リンパ節転移が多かったり、他の臓器に転移していたりする場合は薬物療法（化学療法）を行います。

肝臓や肺への転移があっても、限局的であれば手術が可能なケースもありますが、基本的には薬物療法が選択されます。胃がんで比較的多くみられる腹膜転移の場合は、播種性の転移が多いため、手術で取りきることは難しく薬物療法が選択されます。

骨への転移は、薬物療法の他、痛みを和らげるために放射線治療を行うことがあります。

脳への転移があった場合は、転移の数が少ないときや範囲が限られているときなど、手術が可能であれば手術を行います。手術が適応外のときは、転移による障害を抑えるため放射線治療を行います。

なお、初発の治療で胃の一部を切除した後、残った胃にがんができることがあります。これは、厳密には再発ではなく、新しいがんができたとみなされ、「残《ざん》胃《い》がん」と呼ばれます。残胃がんの治療は、胃がんの治療に準じて、全摘術や噴門を温存する亜全摘術などが行われます。

胃がんの再発・転移と治療法

部位	症状	治療法
腹膜	腹水、水腎症（尿が出にくくなる）、腸閉塞（腹痛、便秘、嘔吐など）、黄疸《おうだん》、腹部のしこりなど	薬物療法。抗がん剤を組み合わせるなどし、効果を見ながら、一次治療、二次治療、三次治療と進めていきます
リンパ節	背中側のリンパ節が腫れると背中や腰が痛くなることがある	原発がんが胃の漿膜に達していない、リンパ節転移が少数、他臓器への転移なしであれば手術も可能。手術適応外であれば薬物療法を選択します
肝臓	肝機能異常、黄疸など	条件が合えば手術で切除。もしくは薬物療法を選択します
肺	血痰、肺炎、呼吸困難、咳、声がかれるなど	条件が合えば手術で切除。もしくは薬物療法を選択します
骨	痛み、骨折など	破骨細胞の働きを抑える薬や分子標的薬などを投与。他の臓器にも転移していれば、その治療も実施。痛み緩和のために放射線治療を行うこともあります
脳	麻痺、ふらつき、失語症、意識障害、頭痛、嘔吐など	症状緩和のための放射線治療を選択します

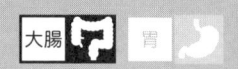

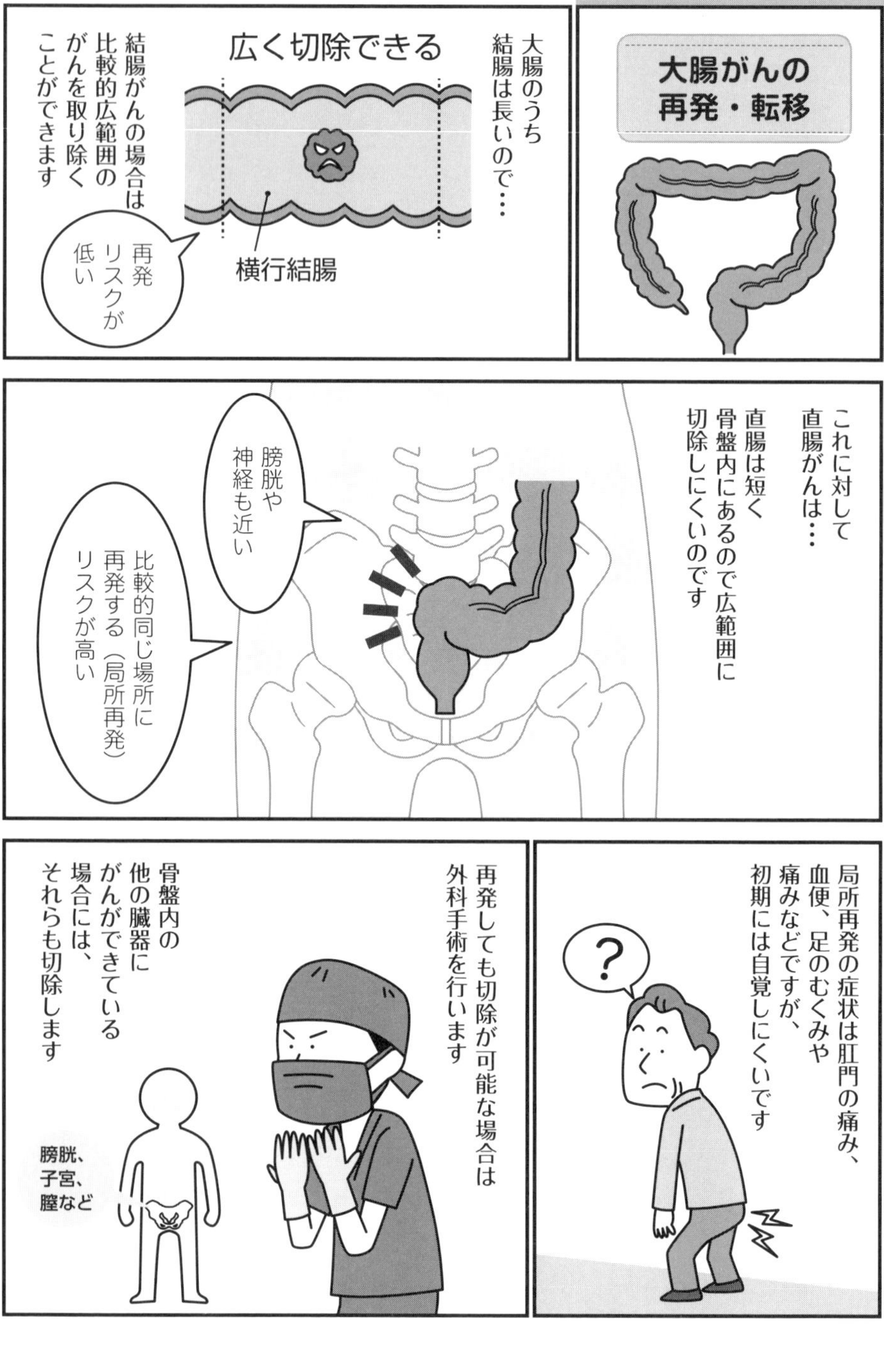
大腸がんの再発・転移
大腸のうち結腸は長いので…
広く切除できる
横行結腸
結腸がんの場合は比較的広範囲のがんを取り除くことができます
再発リスクが低い
これに対して直腸がんは…
直腸は短く骨盤内にあるので広範囲に切除しにくいのです
膀胱や神経も近い
比較的同じ場所に再発する（局所再発）リスクが高い
局所再発の症状は肛門の痛み、血便、足のむくみや痛みなどですが、初期には自覚しにくいです
？
再発しても切除が可能な場合は外科手術を行います
骨盤内の他の臓器にがんができている場合には、それらも切除します
膀胱、子宮、膣など

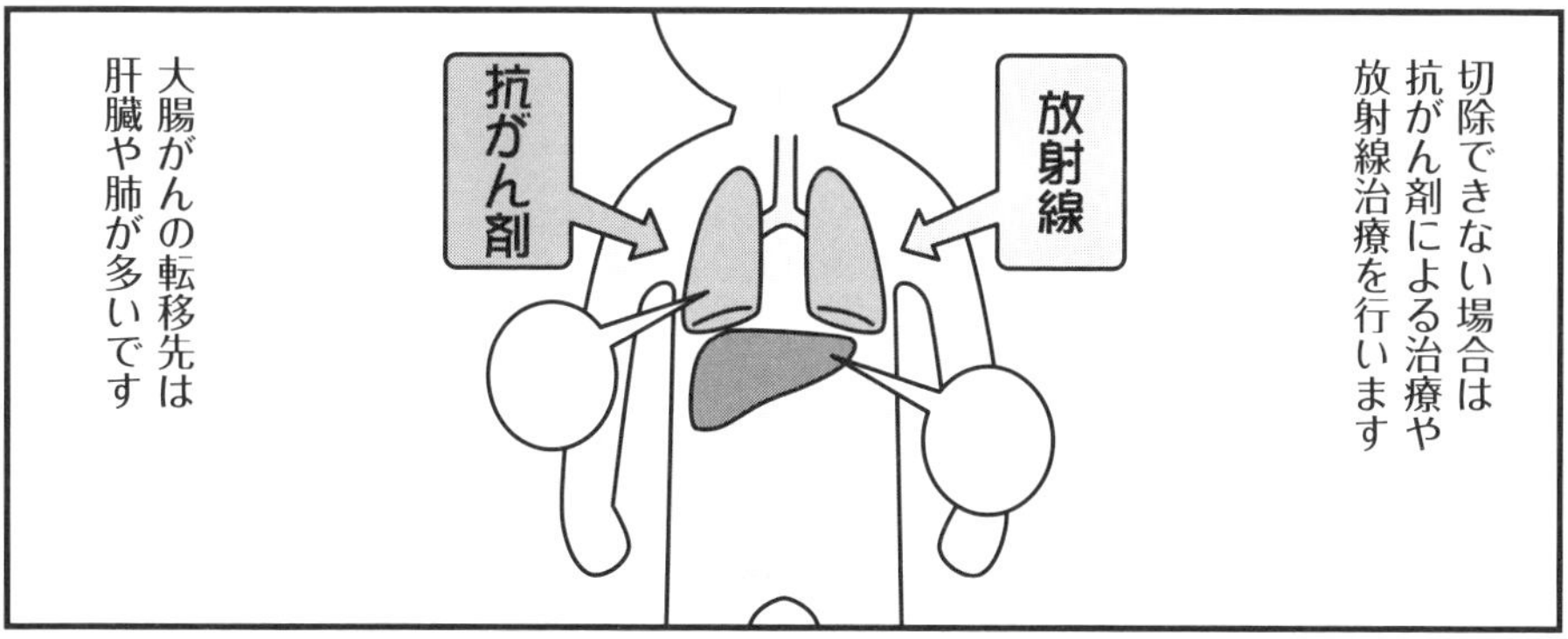
切除できない場合は
抗がん剤による治療や
放射線治療を行います
放射線
抗がん剤
大腸がんの転移先は
肝臓や肺が多いです

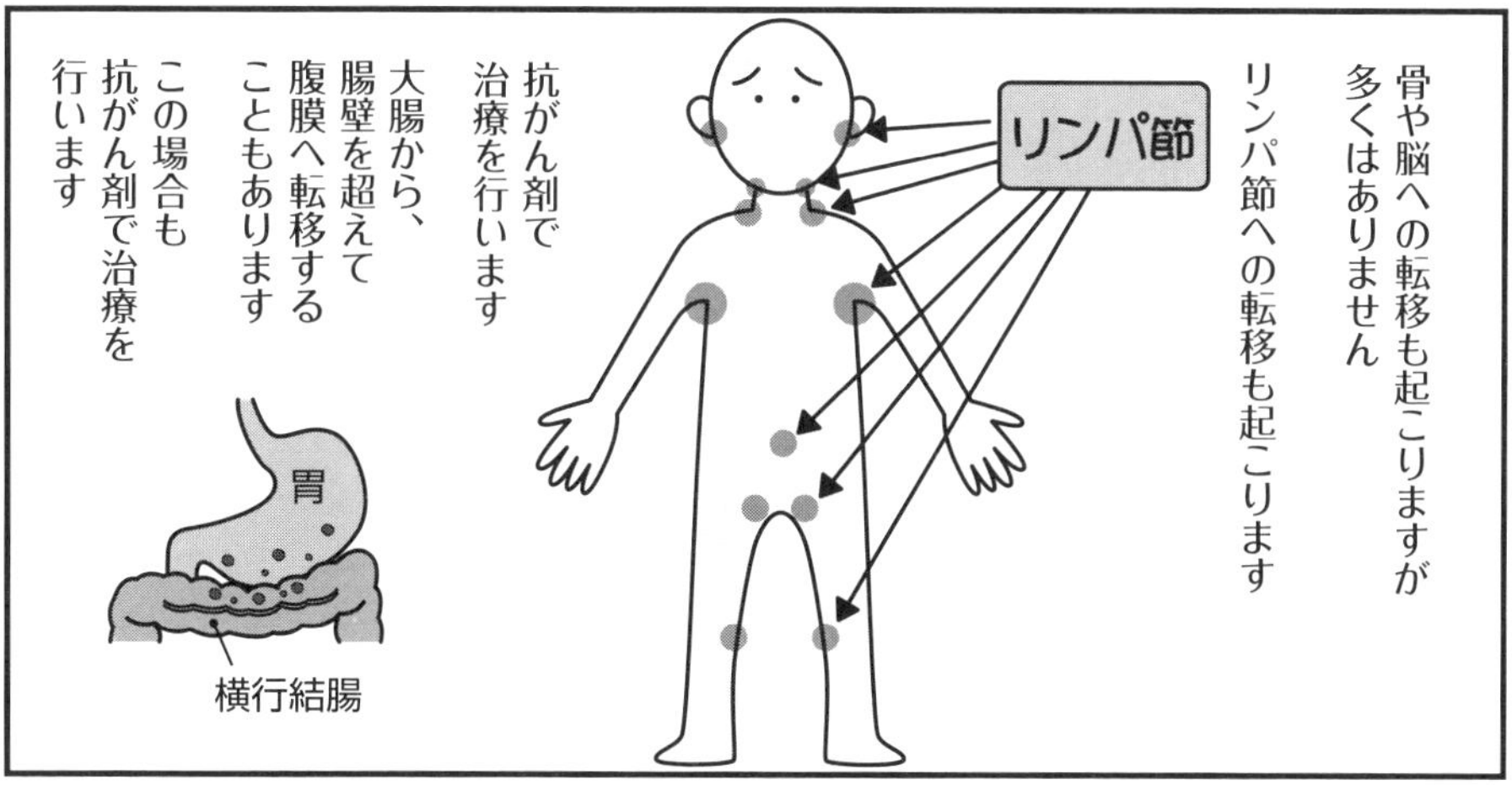
骨や脳への転移も起こりますが
多くはありません
リンパ節への転移も起こります
リンパ節
抗がん剤で
治療を行います
大腸から、
腸壁を超えて
腹膜へ転移する
こともあります
この場合も
抗がん剤で治療を
行います
胃
横行結腸

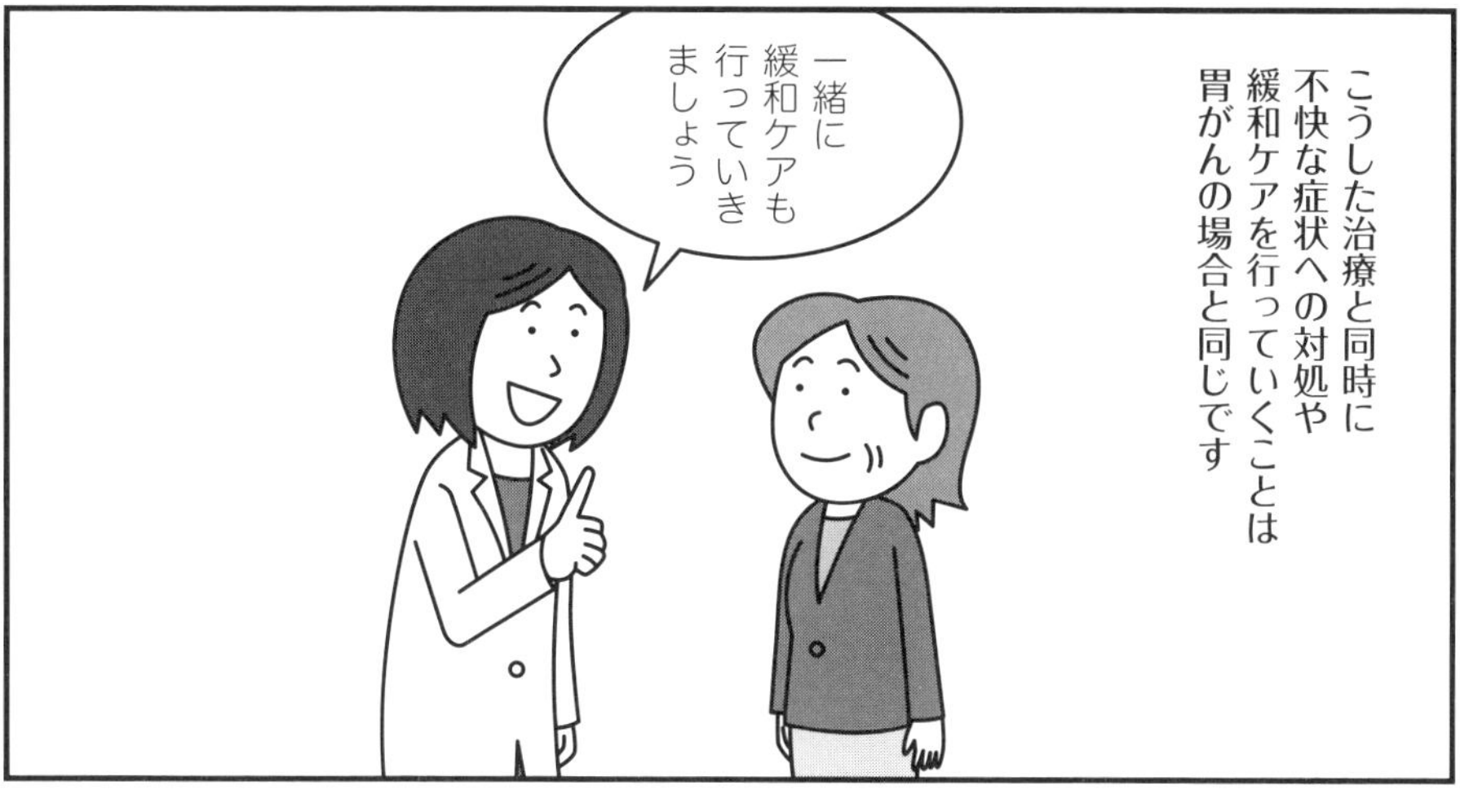
こうした治療と同時に
不快な症状への対処や
緩和ケアを行っていくことは
胃がんの場合と同じです
一緒に
緩和ケアも
行っていき
ましょう

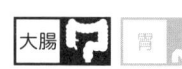

大腸がんの再発・転移

外科手術で大腸がんの治療を行った場合、直腸がんのほうが結腸がんに比べて再発しやすい特性があります。

結腸はとても長いので、結腸にがんができた場合は、がんの前後を広範囲に切除しても消化機能に支障が出にくく、比較的容易に取りきることができます。また周囲を複雑な骨格に囲まれていないので手術時の視野も広く保つことができます。つまり外科手術でがんを残さず取りきりやすいのです。

それに対して直腸は骨盤《こつばん》に囲まれ、周囲には膀胱《ぼうこう》、前立腺《ぜんりつせん》、子宮《しきゅう》などの臓器や神経があり、手術が難しいのです。また長さも短く、肛門にも近いため、結腸のように広範囲を切除することはできません。結果的にがんを取りきることが難しく、結腸と比べると局所再発が起こりやすいのです。

大腸がんが局所以外で転移することが多いのは肺と肝臓です。

大腸がんが再発、転移しても、浸潤が少なかったり、狭い範囲に留まっていたりするなど、外科手術で取り切れると判断された場合は、積極的に手術を行います。この場合は根治が望めます。

腹膜播種やがんの範囲が広い場合など、外科手術では取りきれないと判断された場合は、がん細胞の増殖を抑える目的で薬物療法（化学療法）、放射線治療などを行います。

大腸がんの再発・転移と治療法

部位	症状	治療法
肝臓	黄疸《おうだん》、腹水《ふくすい》、むくみなど	条件が合えば手術で切除。もしくは薬物療法を選択します
肺	咳、痰。気管内がんができた場合は血痰、呼吸困難など	条件が合えば手術で切除。もしくは薬物療法を選択します
リンパ節	転移した場所のリンパ節が大きくなる。しこりができることもある	リンパ節郭清と、必要に応じて薬物療法を選択します
脳	ふらつき、言葉がうまく出ない、物が二重に見える、頭痛、嘔吐、意識障害など	放射線治療を選択します
骨	痺れ、麻痺、骨折など	薬物療法を選択。痛みが強い場合は、放射線療法、麻薬性鎮痛薬（モルヒネなど）で痛みをコントロールします

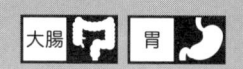

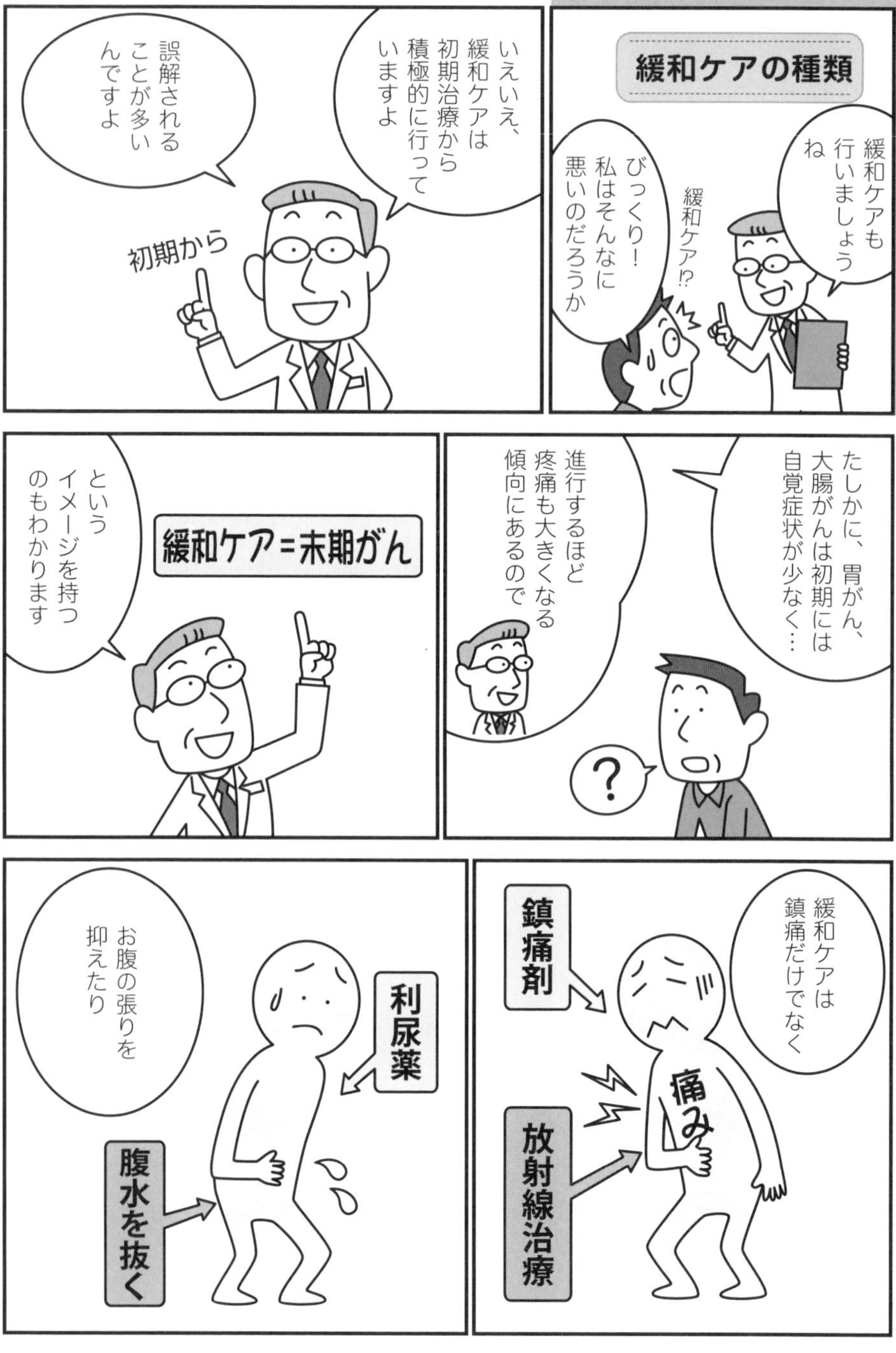
緩和ケアの種類
緩和ケアも行いましょうね
緩和ケア⁉
びっくり！私はそんなに悪いのだろうか
いえいえ、緩和ケアは初期治療から積極的に行っていますよ
誤解されることが多いんですよ
初期から
たしかに、胃がん、大腸がんは初期には自覚症状が少なく…
進行するほど疼痛も大きくなる傾向にあるので
?
緩和ケア＝末期がん
というイメージを持つのもわかります
緩和ケアは鎮痛だけでなく
鎮痛剤
痛み
放射線治療
お腹の張りを抑えたり
利尿薬
腹水を抜く

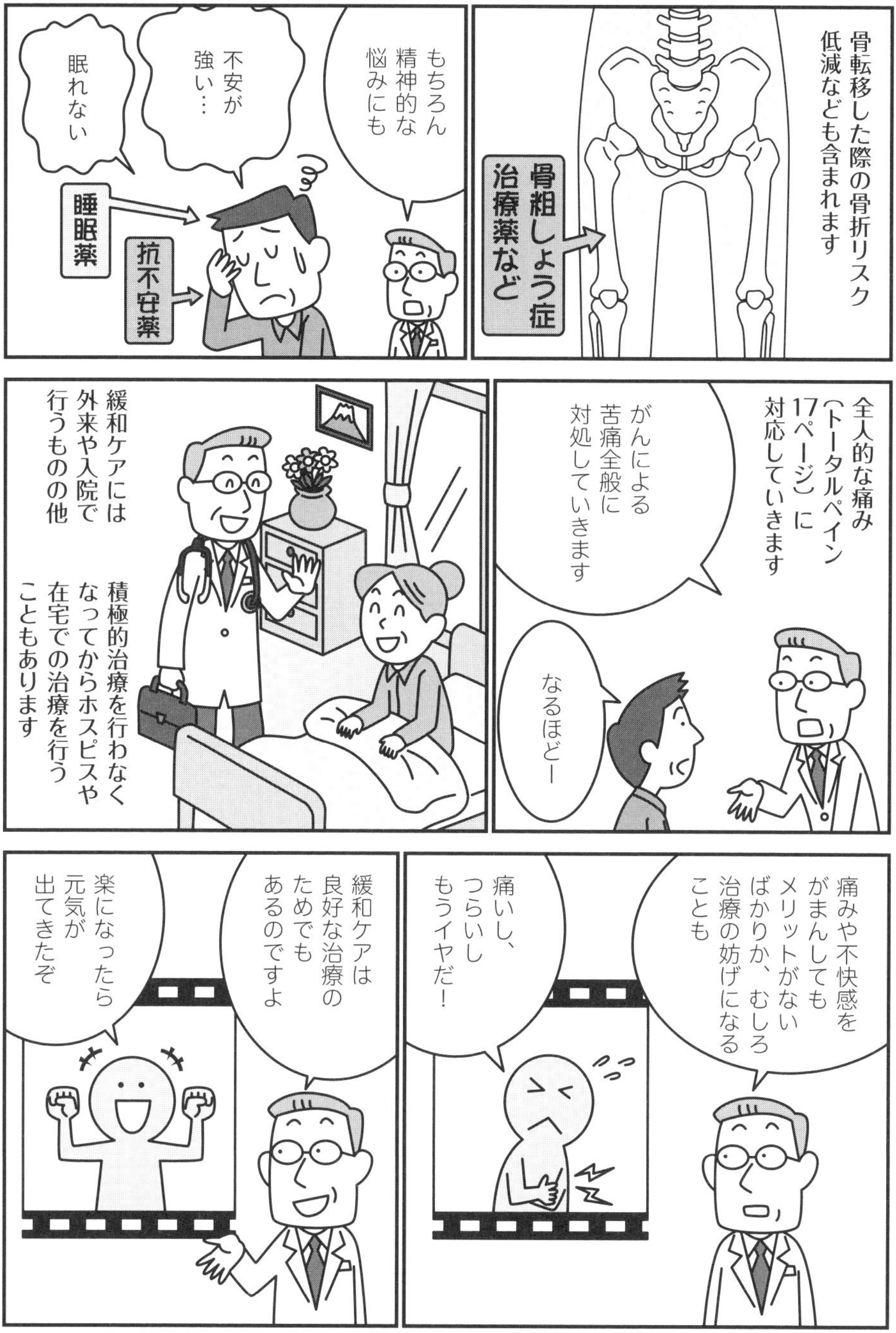
骨転移した際の骨折リスク低減なども含まれます
骨粗しょう症治療薬など
もちろん精神的な悩みにも
不安が強い…
眠れない
睡眠薬
抗不安薬
全人的な痛み（トータルペイン17ページ）に対応していきます
がんによる苦痛全般に対処していきます
なるほどー
緩和ケアには外来や入院で行うものの他
積極的治療を行わなくなってからホスピスや在宅での治療を行うこともあります
痛みや不快感をがまんしてもメリットがないばかりか、むしろ治療の妨げになることも
痛いし、つらいしもうイヤだ！
緩和ケアは良好な治療のためでもあるのですよ
楽になったら元気が出てきたぞ

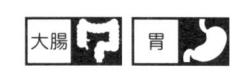

緩和ケアで痛みをコントロール

●痛みをコントロールして生活の質を保つ

緩和ケアについては第1章でもお話ししました。

緩和ケアには誤解も多く、終末期に行うものだとか、苦痛を和らげると治療の効果も低下してしまうのでは、と思っている方も少なくありません。

しかし実は、苦痛の緩和はがんの治療にとってはむしろよいことがわかっています。早期から治療と並行して、積極的に行うのがよいでしょう。

また鎮痛薬に抵抗感を持つ方もいらっしゃいますが、処方に従って適切に使用していれば耐性ができて効かなくなったり、依存症になったりする心配はありません。

WHO（世界保健機関）による疼痛《とうつう》対策ガイドラインでは、痛みのコントロールの目標を、

①痛みに妨げられずに夜間睡眠できること
②安静時に痛みがないこと
③立っているときや、体勢を変えても痛みが生じないこと

と定めています。

苦痛を緩和することで患者さんのQOLを保っていくことが重要視されているのです。

またそのための具体的な方法として「がん疼痛における薬物療法の5原則」を定めています。

①by mouth（飲み薬で）
②by the clock（時間を決めて）

▶ **耐性**　薬をくり返し使用しているうちに、効果が減弱したり、なくなったりすること。薬剤耐性

③ by the ladder（段階的に）
④ for the individual（個別的に）
⑤ attention to detail（きめ細かい配慮を）

このうち、③の「段階的に」では、痛みの強さを3段階に分類して、その強さに従って適切な薬剤選択などの対処を行うための「3段階の除痛ラダー」というものも定められています。ラダーははしごや階段という意味です。

こうした基準が日本の医療機関でも広く取り入れられています。

鎮痛薬や副作用などの症状を和らげる薬にもそれぞれ用途や効果の強さなどの特徴がありますので、使用する際はよく理解して、正しく使用しましょう。

WHOの3段階除痛ラダーのイメージ

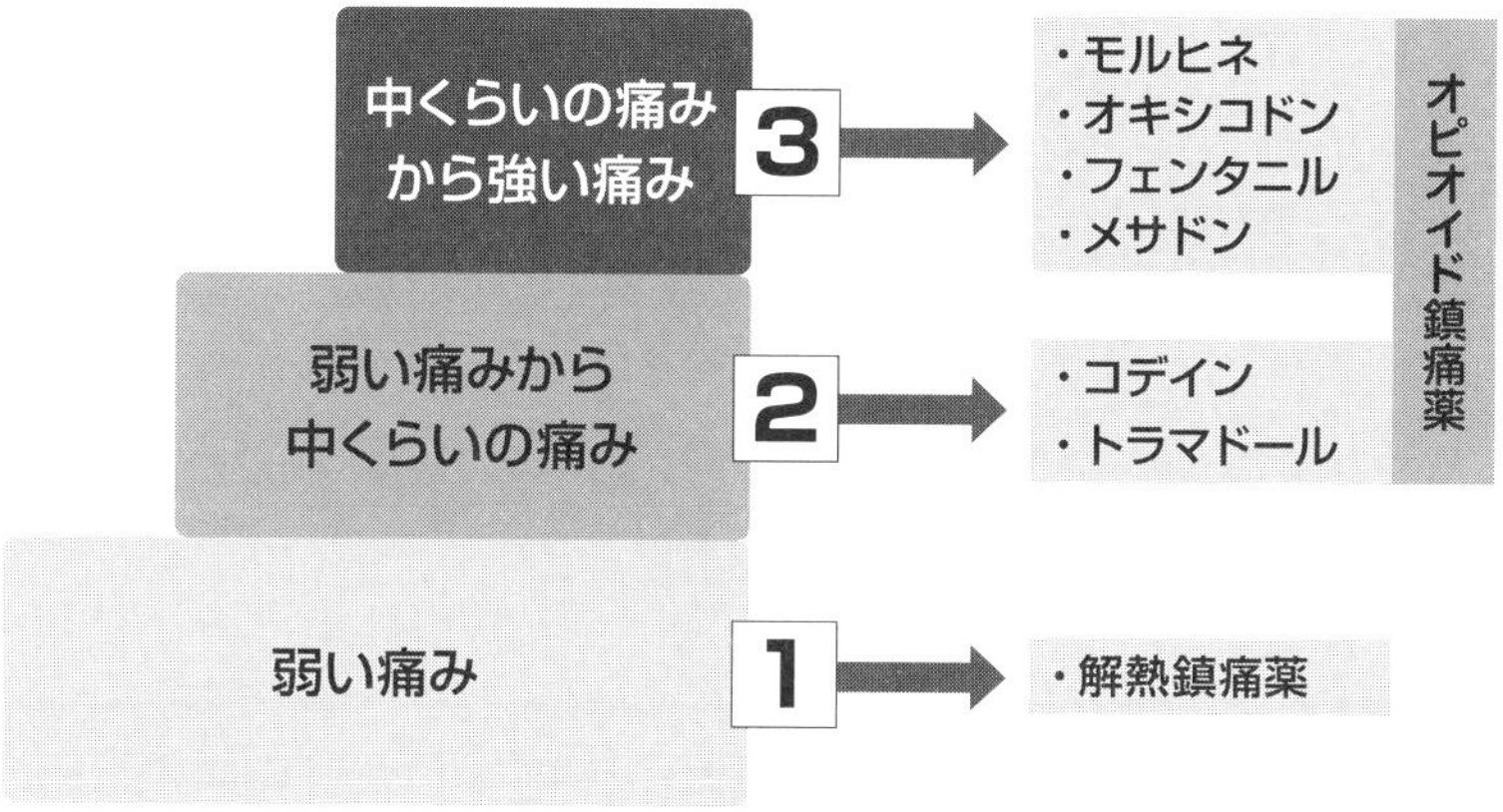

※全段階で必要に応じて鎮痛補助薬を使用します。2、3段階では、解熱鎮痛薬を併用することがあります。

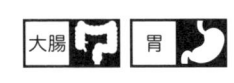

●終末期にはセデーションを行うことも

終末期の患者さんで、疼痛やせん妄（意識障害）、呼吸困難など激しい苦痛がある人に対しては、抗精神病薬や睡眠薬によって意識レベルを下げる鎮静（セデーション）を行うことがあります。

終末期のセデーションを行うには、下記のような基準があります。

セデーションを行うと、患者さんの苦痛は治まり穏やかに眠ることができますが、コミュニケーションはとれなくなります。ですからセデーションは、終末期に限定した治療となり、行う前によく患者さんの意思を確認しておく必要があります。患者さんの意思が確認できない場合には、医師と家族が話し合って決定します。

呼びかけなどにより意識を取り戻せるレベルのセデーションから始める場合もあります。

また、セデーションには死期を早める効果はなく、安楽死とは明確に区別されます。

鎮静（セデーション）実施時の基準

- 患者さんの余命があと数日、または数時間と予想されること
- 耐え難い苦痛があること
- 他の苦痛緩和策では効果がなく、他に治療法がないこと
- 患者さん本人、ご家族が希望されていること

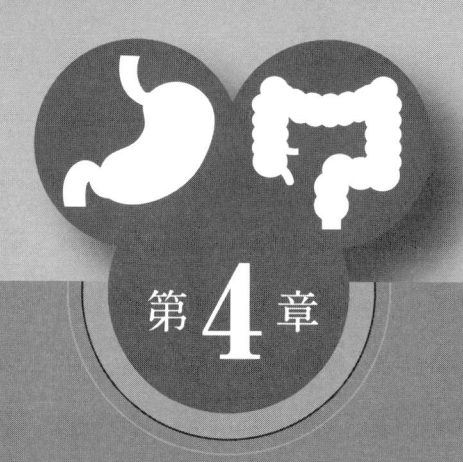

第4章

いきいきとした人生を

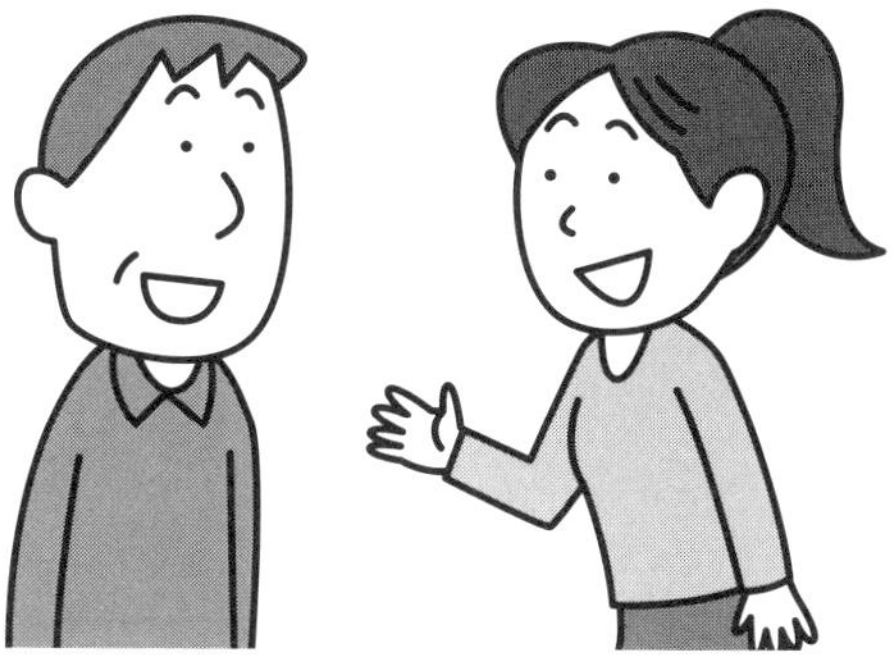

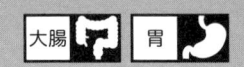

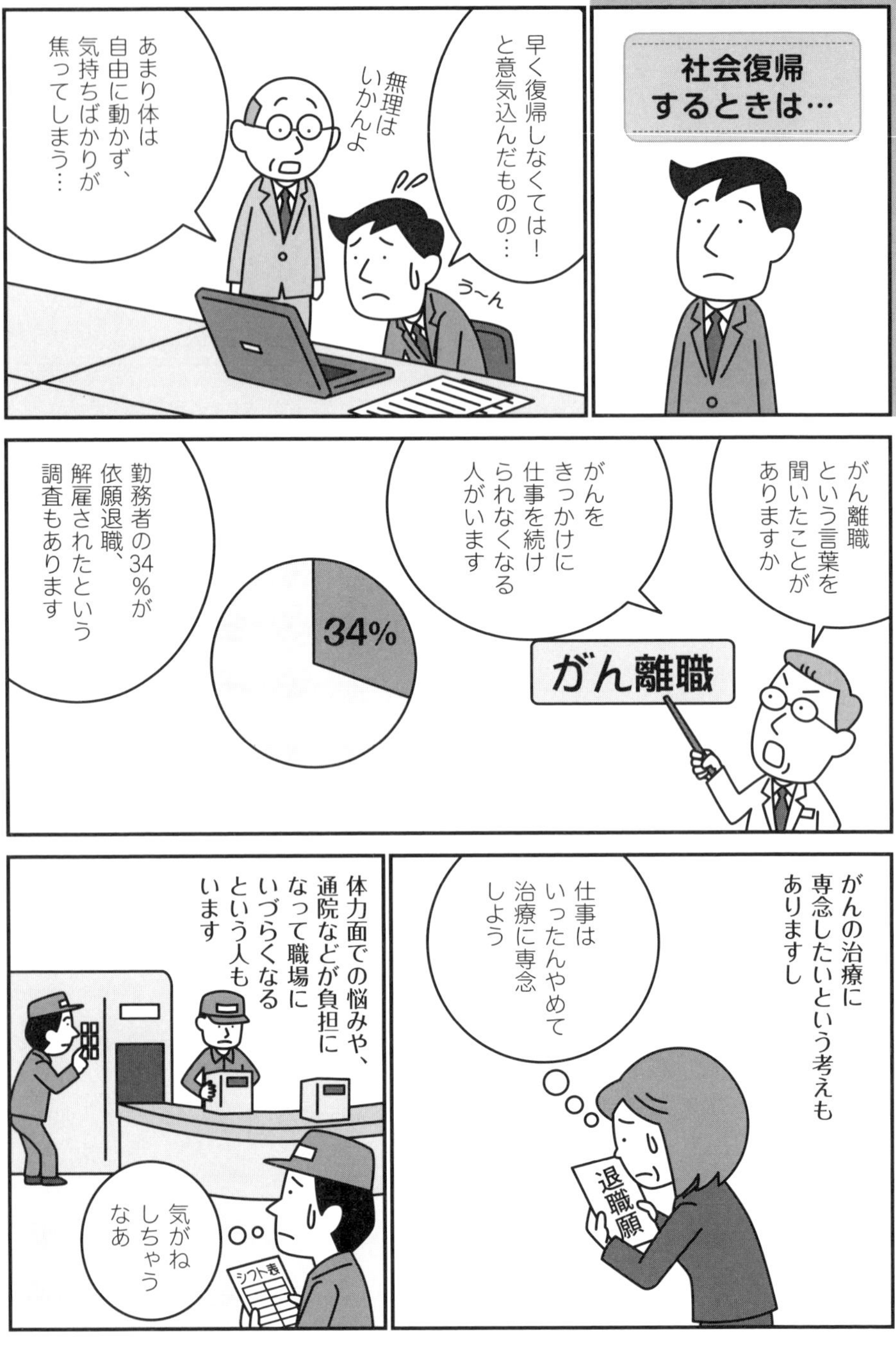
社会復帰するときは…
早く復帰しなくては！と意気込んだものの…
う〜ん
無理はいかんよ
あまり体は自由に動かず、気持ちばかりが焦ってしまう…
がん離職という言葉を聞いたことがありますか
がんをきっかけに仕事を続けられなくなる人がいます
がん離職
34%
勤務者の34%が依願退職、解雇されたという調査もあります
がんの治療に専念したいという考えもありますし
仕事はいったんやめて治療に専念しよう
退職願
体力面での悩みや、通院などが負担になって職場にいづらくなるという人もいます
気がねしちゃうなあ
シフト表

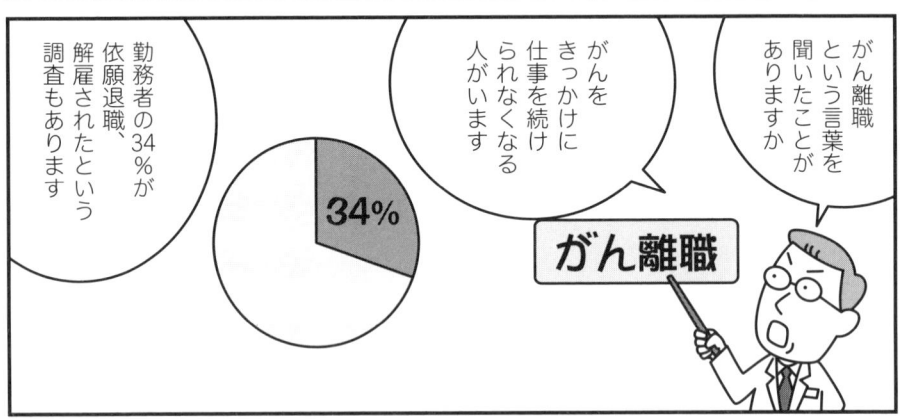

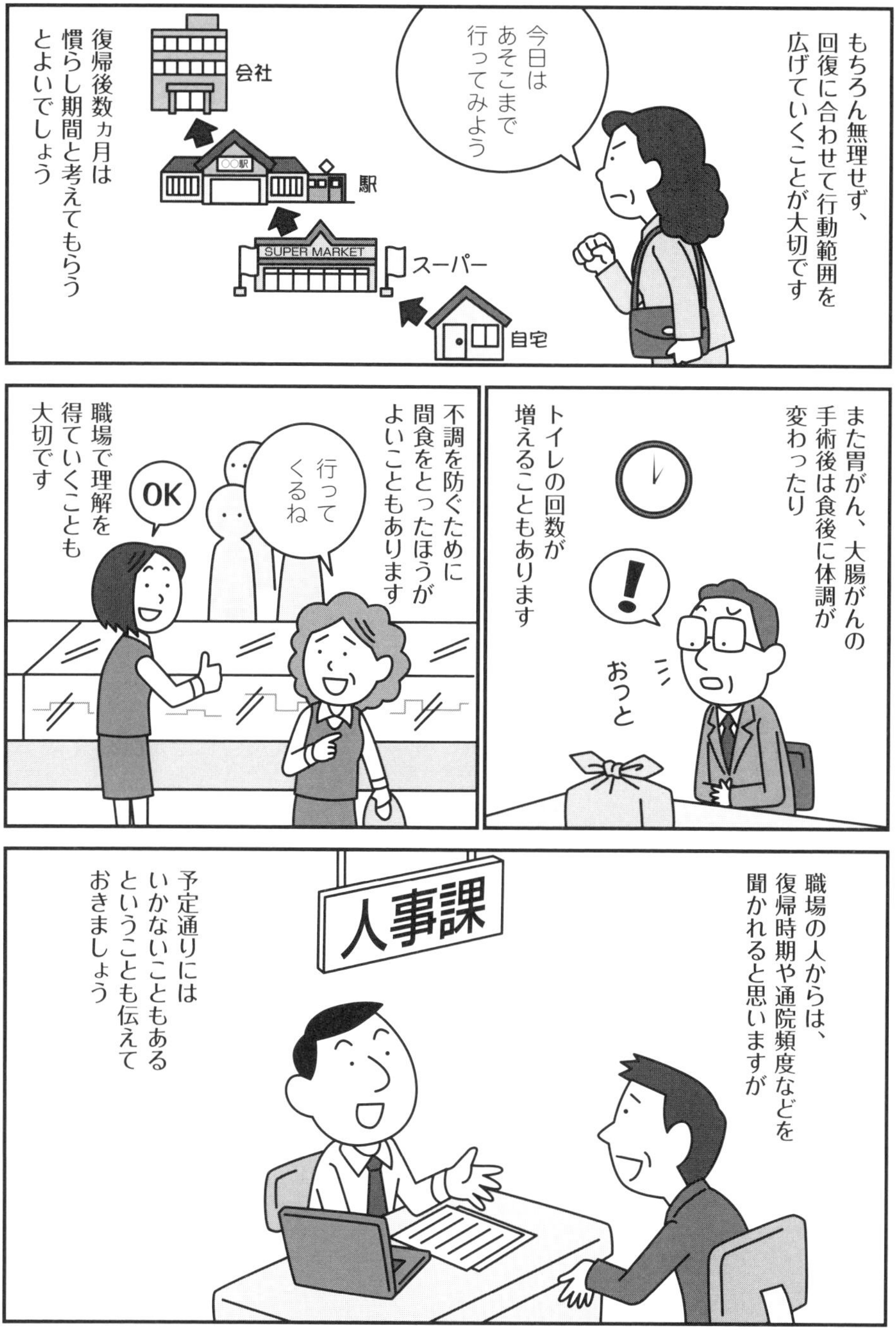
もちろん無理せず、回復に合わせて行動範囲を広げていくことが大切です
今日はあそこまで行ってみよう
自宅
スーパー
SUPER MARKET
駅
○○駅
会社
復帰後数ヵ月は慣らし期間と考えてもらうとよいでしょう
また胃がん、大腸がんの手術後は食後に体調が変わったり
トイレの回数が増えることもあります
!
おっと
不調を防ぐために間食をとったほうがよいこともあります
行ってくるね
OK
職場で理解を得ていくことも大切です
職場の人からは、復帰時期や通院頻度などを聞かれると思いますが
人事課
予定通りにはいかないこともあるということも伝えておきましょう

スムーズな社会復帰のために

●無理せずゆっくりと

胃や大腸など消化器系のがんは、40歳代くらいから患者さんが増え始めます。現役で仕事をされている世代にも患者さんは多いのです。回復後には仕事へ再び戻られるという方も多いでしょう。

スムーズな社会復帰のためには、次の二つのことが大切です。

一つは体力や気力が十分回復すること。早く復帰しなくては、と考えがちですが、「徐々に少しずつ」が基本です。

二つ目は手術後の変化に慣れることです。手術後のご自身の体の様子を知り、本書で紹介するような必要な対処法を身につけておくことが大切です。戸惑うことも減り、生活がしやすくなり、自信を持って生活できるようになります。

復帰時期を検討する目安は、自分で食事と排便のコントロールができるようになることです。

●がん離職も少なくない

がんになったことをきっかけに元の職場を離れる人が少なくありません。これを「がん離職」といいます。

体調の変化や、通院のために休みをとることが増え周囲の人に気兼ねしてしまう、体力が続かない、職場から退職を促されたなど、さまざまな理由により、約3割の患者さんが離職しているという統計もあります。経済的な理由はもちろんですが、その後の長い人生をいきいきと生きていくためにも、社会参加していくことは大切です。

逆につらいことがあっても周囲に伝えられず、また理解を得ることができずに、がまんや無理をして仕事を続けている人もいます。無理をすると回復の妨げにもなりますし、退院後の通院や検査がおろそかになってもいけません。

がんで離職を余儀なくされる人を減らすため、またがん患者さんが安心して社会復帰することができるように、厚生労働省では「事業場における治療と職業生活の両立支援のためのガイドライン」（２０１６年２月）を発表しました。

企業に向けて「治療と職業生活の両立支援」

がん離職

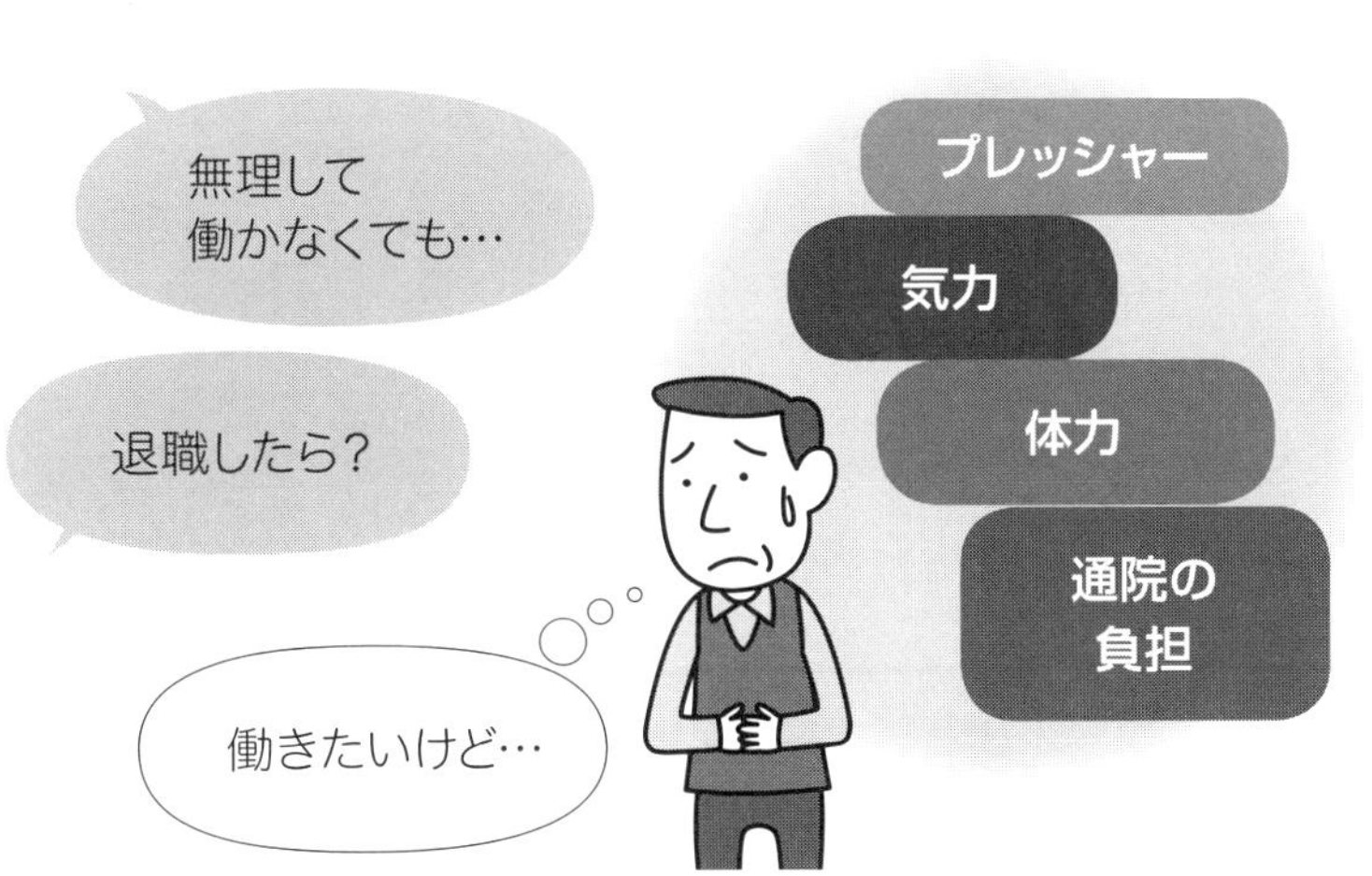
無理して
働かなくても…
退職したら？
働きたいけど…
プレッシャー
気力
体力
通院の
負担

を行うために、「労働者や管理職に対する意識啓発」「労働者が安心して相談・申出を行える相談窓口を明確化」「時間単位の休暇制度、時差出勤制度などを検討・導入」などの内容が盛り込まれています。

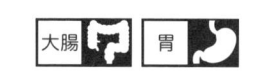

がんになっても安心して働き、暮らしていくための体制作りが始められています。そしてそのためには患者さん本人の体力の回復と、周囲の理解が不可欠です。

無理をせず、徐々に以前の生活へ近づけていくとともに、以前と変わったところについても慎重に見極めましょう。

また具体的にどのようなことで困っていて、どのようなサポートを必要としているかも考え、周囲の理解を得るようにしていきましょう。

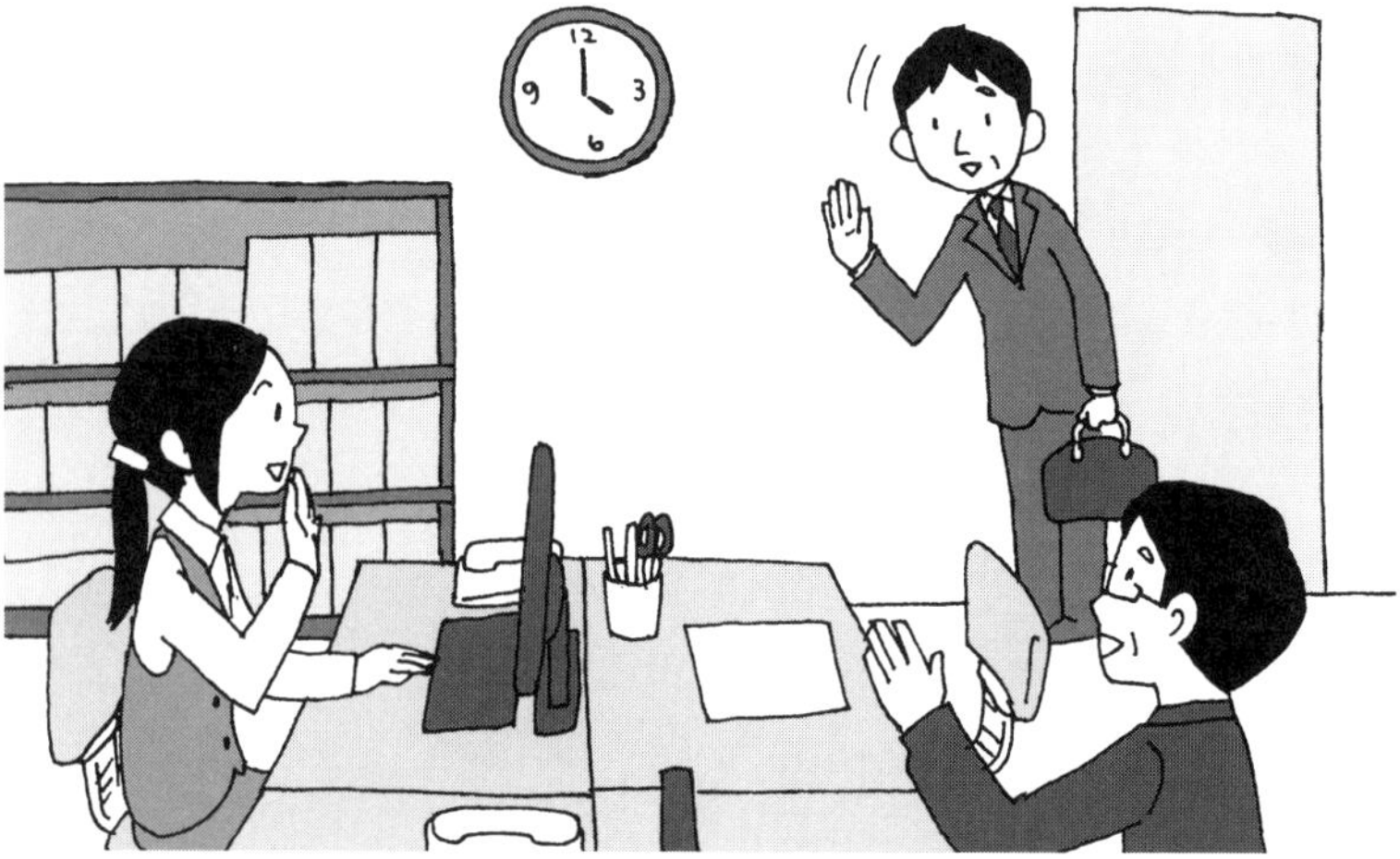

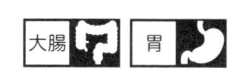

精神腫瘍分野の普及

がん患者さんには、精神的な負担が少なくないことをお伝えしてきました。がん患者さんにうつなどの症状があると、治療に対しても積極的になれないという調査があります。

つまり、がんが心の健康に影響を及ぼし、また心の状態も治療に影響を及ぼすのです。

また、がん患者さんの家族の心にも影響を及ぼすことがあり、患者家族の方が心の健康を損なうことも珍しいことではありません。

こうしたがんによる精神的な悩みに対応するのが「精神腫瘍分野」です。

精神科分野とともにがん治療についても専門知識を持った精神腫瘍科医や心理士が、がん患者さんや家族の精神面を支え、最善の治療を受けられるようにサポートします。

精神腫瘍分野は欧米でがんの告知が一般的になった1970年代に生まれ、80年代に確立されました。

精神腫瘍科や専門医を設置する病院はまだまだ十分とはいえませんが、都道府県のがん診療連携拠点病院を中心に増えてきています。また相互に連携をとりながらチームとしてがん治療の一端を担う存在であることは、他の診療科と同じです。

体の病気だけではなく、心の症状に思い当たるときには積極的に利用しましょう。精神腫瘍科の診療は、患者さんだけでなくご家族も利用でき、健康保険も適用されます。

チーム医療

基本的にがん治療は一人の医師が患者さんのすべてを診るのではなく、多くの医療スタッフが連携して、それぞれの専門のケアを行う「チーム医療」が行われています。限られた医療資源を生かして、質の高い医療サービスをより多くの患者さんに提供できるというメリットがあります。

チーム医療では主治医が中心となり、患者さんの情報をチームで共有し、複数の医療スタッフが分業で治療にあたります。

医療スタッフには医師（内科、外科、病理、放射線科、麻酔科、精神腫瘍科など）、看護師、理学療法士、薬剤師、医療ソーシャルワーカー、その他いろいろな専門職の人が関わります。

在宅治療中や退院後には、地域の医師や訪問看護師などが加わります。

自分の病気のことや治療に関することを主治医に質問したいけれど、主治医はいつも忙しそうで聞きにくい、と感じている患者さんは多いものです。確かに医師は多くの患者を抱え、こちらの診療が終わった後も次の患者さんを診るためにすぐに立ち去ってしまいます。

だからといって、遠慮して聞きたいことも聞けないのでは、安心して治療を受けることができません。そんなときは看護師など他の医療スタッフに質問してみましょう。代わりに教えてくれるか、答えられる別のスタッフに取り次いでくれます。

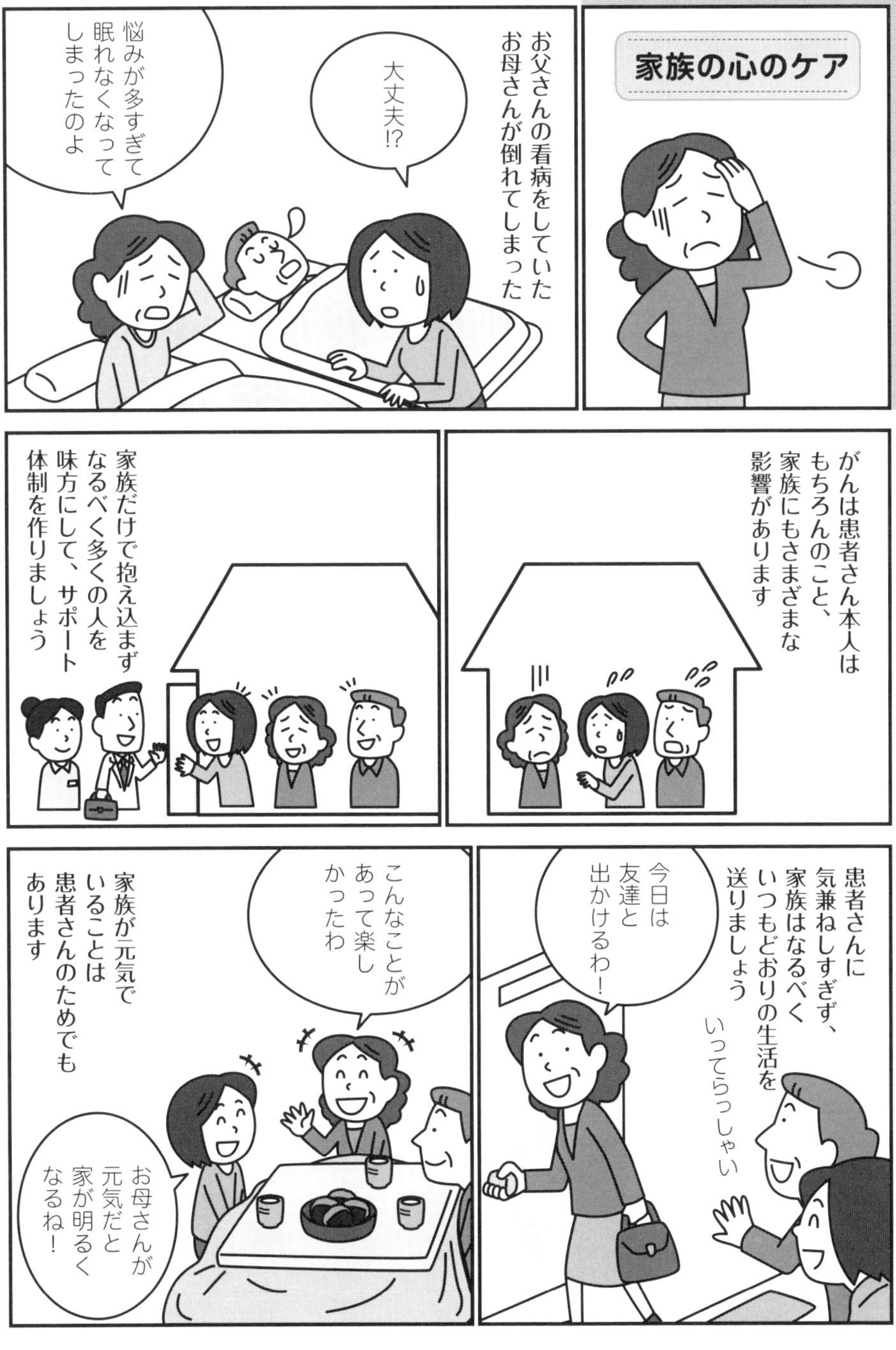
家族の心のケア
お父さんの看病をしていたお母さんが倒れてしまった
大丈夫!?
悩みが多すぎて眠れなくなってしまったのよ
がんは患者さん本人はもちろんのこと、家族にもさまざまな影響があります
家族だけで抱え込まずなるべく多くの人を味方にして、サポート体制を作りましょう
患者さんに気兼ねしすぎず、家族はなるべくいつもどおりの生活を送りましょう
今日は友達と出かけるわ!
いってらっしゃい
家族が元気でいることは患者さんのためでもあります
こんなことがあって楽しかったわ
お母さんが元気だと家が明るくなるね!

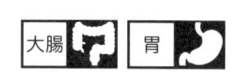

家族もケアが必要です

がん患者さんの家族も負担が大きいことは知られています。

家族が病気だという心配や不安はもちろん、看病の負担、経済的な悩みが生じてくるでしょう。患者さんに代わっていろいろな用事を担い、また家事や育児の負担も大きくなります。

つらい思いをしていても、患者さんに心配をかけまいと一人で抱え込んでしまうこともあります。がん治療は、その後の経過観察も含めると年単位の長期に渡るので、ご家族一人ががんばりすぎる体制では乗りきることは困難です。

患者さんに対する質のよいサポートのためにも、協力者を増やし一人にかかる負担を減らすこと、また家族も大いに休養し、リフレッシュする時間をとることも大切です。

もちろん治療に付き添ったりすることは患者さんにとっても心強いことですが、患者さんに遠慮しすぎるあまり、なにも予定がない日でもレジャーを控えたり、趣味や習い事をやめてしまうというご家族もいらっしゃいます。しかし長い目で見ると家族はできる限り普段どおりの生活を送るほうがよいでしょう。

病気や看病、心配事などについてもざっくばらんになんでも話し合えるムードを作り、病気以外の話題もたくさん話すようにしましょう。

しかし、不眠や抑うつ、気が晴れないなどの状態が数日以上続くようでしたら、前述した精神腫瘍科の利用も検討するようにしましょう。

Column

子どもにもがんを伝える

がんであることをお子さんに伝えるか悩むという患者さんは少なくありません。

しかし、お子さんはなんとなく雰囲気を察し、不安になっているものです。

お子さんの年齢や理解力に合わせた表現で、病気のことを話し、この話題が家庭の中ではタブーではないことを知らせるとよいでしょう。その際明るい見通しを持てるように話すと安心して落ちつくことができるでしょう。

年齢が低い子どもの場合、家族が病気になったことを自分のせいだと思ってしまうことがあります。誰のせいでもないことをはっきり話しましょう。

年齢が大きくなると家族の病気に関連づけて、塾や習い事、部活動などを続けてよいのか、進学はできるのか、など自分の生活への影響も考えられるようになってきます。遠慮せずに疑問をぶつけてよいことを知らせておきましょう。

また子どもにも積極的に手伝いを頼むと、家族の役に立っていると自信をもてます。たとえば、手足をさすってもらったり、服薬の際に水を用意してもらうなど、子どもの能力に合わせて無理なくできることを頼むとよいでしょう。

がんの治療費

標準治療など公的医療保険制度（健康保険、国民健康保険、共済組合、船員保険）が適用される治療については医療費の3割を自己負担します。一定金額（自己負担限度額）を超えた分については後から払い戻しを受けられる高額療養費制度などがあります。

また包括医療費支払い制度（DPC）をとっている医療機関が増えています。この制度では疾患ごとに実際の医療行為の数や種類に関わらず支払額が決まります。こちらに従来の、治療の内容に応じて医療費が変わる出来高払いが組み合わされることもあります。この場合も高額療養費制度が利用できます。

がん治療にかかる費用の一例

● 治療にかかる費用

・検査費（血液検査、CT、X線、生検など）、診察費、手術費、入院費、薬代（調剤薬局、病院で支払う抗がん剤など）など

● その他

・通院交通費
・入院中の食事代
・個室利用の場合の差額ベッド代（健康保険適用外）
・診断書（生命保険会社に加入している場合は、提出用の証明書）作成代、入院時に必要な備品の購入費用など

胃がんの外科治療にかかる費用の目安	
がんの種類	総医療費
開腹胃切除術	約159万円
腹腔鏡下胃切除術	約151万円
開腹噴門側切除術	約183万円
腹腔鏡下噴門側胃切除術	約157万円
開腹胃全摘術	約194万円

参考：東京大学医学部附属病院で行われた治療の平均的な費用（2017年調べ）

上記の金額は入院費用等を含んだ医療費の総額です。加入している公的医療保険により、実際に窓口で支払う費用は異なります。

公的医療保険制度による負担軽減

がんの医療費は上の表のように高額になるものもありますが、ほとんどの治療は公的医療保険によって負担が3割で済み、また一定額を超えたものは負担が軽減されます。

医療費の負担が軽減される制度で代表的なものは高額療養費制度です。

●高額療養費制度

年齢や年収、加入する公的医療保険によって1ヵ月に負担する医療費の上限である「自己負担限度額（161ページ）」が決まります。

月の初めから終わりまでの1ヵ月の医療費の支払いが自己負担限度額を超えた場合、その超えた金額が医療保険者から数ヵ月後に払い戻されます。

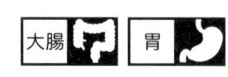

高額療養費として払い戻しを受けた月数が直近12ヵ月間で3月以上あったときは、「多数該当」といって、4月目から自己負担限度額がさらに引き下げられます。後で払い戻されるとはいえ、それまで立て替えておくことがたいへんだという場合もあります。

70歳未満の人で、医療費が高額になることがわかっている場合は、「限度額適用認定証」などを取得しておくとよいでしょう。これを保険証と一緒に医療機関に提示すれば、限度額までの支払いで済みます。

70歳以上の人は、「高齢受給者証」あるいは「後期高齢者医療被保険者証」などを提示すれば、自動的に自己負担限度額までの支払いとなります。

●高額医療、高額介護合算制度

1年間に支払った医療費と介護保険による介護サービス費の合計が高額になったときに利用できます。

公的医療保険と介護保険の両方を利用している人で、8月1日から翌年7月末までの1年間にかかった医療保険、介護保険の自己負担額の合計が基準額を超えた場合、その超えた金額が払い戻されます。

世帯全体の医療費・介護費が対象となりますが、一定の条件があります。お住いの自治体窓口などでご確認ください。

●傷病手当金

企業に勤務していた人が病気のために仕事を休んだとき、仕事に就けなくなったとき、給与が下がったときに健康保険組合、共済組合などから受けとれる給与保障です。

仕事に就くことができないという証明（診断書）があれば、支給対象となります。

給与の支払いがあっても、傷病手当金の日額よりも少ない場合は、その差額が支給されます。傷病手当金が支給される期間は支給を開始した日から1年6ヵ月間です。これは合計1年6ヵ月分支給されるというわけではなく、この期間に給与を受け取って支給が停止した期間が含まれていても、支給開始から1年6ヵ月間しか支給されないという点に注意が必要です。

その他の負担軽減制度

医療保険制度の他にも、税金の控除や、年金、福祉サービス、貸付など負担を軽減する公的な制度を利用できる場合があります。

●医療費控除

1年間の世帯全体でかかった医療費が10万円を超えた場合、税金の一部が控除の対象になります。1年間とは1月1日から12月31日までのことです。

税務署で確定申告を行います。医療費の明細書、領収書が必要ですので、保管、準備しておきましょう。

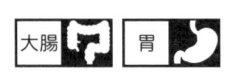

●障害年金、障害手当金、一時金

65歳未満の公的年金（国民年金、厚生年金、共済年金）の加入者（加入員）が対象です。

病気などで障害が残り、日常生活や働くことが難しい場合に、現役世代も含む人に対して公的年金を前倒しして支給する制度です。

人工肛門（ストーマ）の造設などが該当します。がんの診断を受けた時点で年金に加入していること、初診日から1年6ヵ月が経過した時点で障害の状態にあること、初診日の月の前々月までの1年間に保険料の滞納がないことなどの条件があります。

加入している公的年金によって受けられる障害年金の内容などが異なるため、事前に確認しましょう。

●身体障害者手帳の交付

ストーマを増設した場合など身体障害者福祉法による障害等級に該当する場合、身体障害者手帳を取得することができます。

取得すると、お住まいの市区町村によっては交通費などの負担減免制度や、医療用品の支給が受けられる場合があります。

詳しくは各市区町村の福祉担当窓口でお問い合わせください。

●生活福祉資金貸付制度

低所得者世帯、高齢者（65歳以上）世帯、障害者世帯を対象に貸付が受けられます。

一定の条件を満たす低所得者、障害者、高齢者世帯に対して資金の貸付を行い、経済的に支える制度です。

貸付資金の種類には、生活支援費、一時生活再建費、教育支援費などがあります。原則として、連帯保証人が必要（無利子）になりますが、いない場合でも有利子で対象になる場合があります。

高額療養費の自己負担限度額

69歳以下の場合

標準報酬月額	自己負担限度額	多数該当の場合
83万円以上	252,600円＋(総医療費－842,000円)×1%	140,100円
53万～79万円	167,400円＋(総医療費－558,000円)×1%	93,000円
28万～50万円	80,100円＋(総医療費－267,000円)×1%	44,400円
26万円以下	57,600円	44,400円
低所得者（被保険者が市区町村民税の非課税者等）	35,400円	24,600円

計算例

標準報酬月額が28万円～50万円の人で、医療費総額が100万円となり、30万円を窓口で支払った人の場合

負担の上限額は、
80,100円＋(医療費100万円 -267,000)×1%
＝87,430円

高額療養費として支給される額
窓口負担した
30万円から87,430円を差し引いた212,570円

※多数該当（直近12ヵ月以内に3回以上、高額療養費の支給を受けている）の場合、その月の上限額は44,400円になります。
※同一の公的医療保険に加入していれば、がん治療にかかった医療費だけでなく、他の家族に発生した医療費（70歳未満は21,000円以上）についても合算することができます。

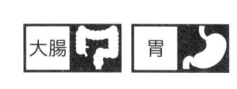

●自由診療の医療費

がん治療は、治療法の選択肢がいくつもある場合があります。治療の中では自由診療(75ページ)を検討する機会もあるかもしれません。

しかし、現行の医療保険制度では自由診療と保険診療を組み合わせた「混合診療」は認められていないため、自由診療を選択する際は、医療費が保険診療部分も併せて全額自己負担になることに注意が必要です。

ただし、例外もあり、保険外の治療でも先進医療（厚生労働大臣の定める「評価療養」）については、先進医療部分だけ全額自己負担し、保険診療部分は保険を使用できます。

２０１６年4月以降は「患者申出療養」という制度もあり、これは患者さんが未承認の治療を申し出、一定の審査を受けることで、先進医療と同様に保険診療と併用して治療を受けることができるものです。

●医療費の給付については早めに調べておく

公的医療保険でも保険者によって独自の給付（付加給付）を行っていることがあります。基本的な法定給付より給付額が多かったり、給付期間が長い場合もあります。加入している医療保険に確認してみましょう。

また民間の医療保険（生命保険・がん保険）などに加入している方もいらっしゃるでしょう。

ご自身が受けられる給付について早めに確認し、理解しておくと安心できます。

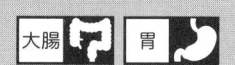

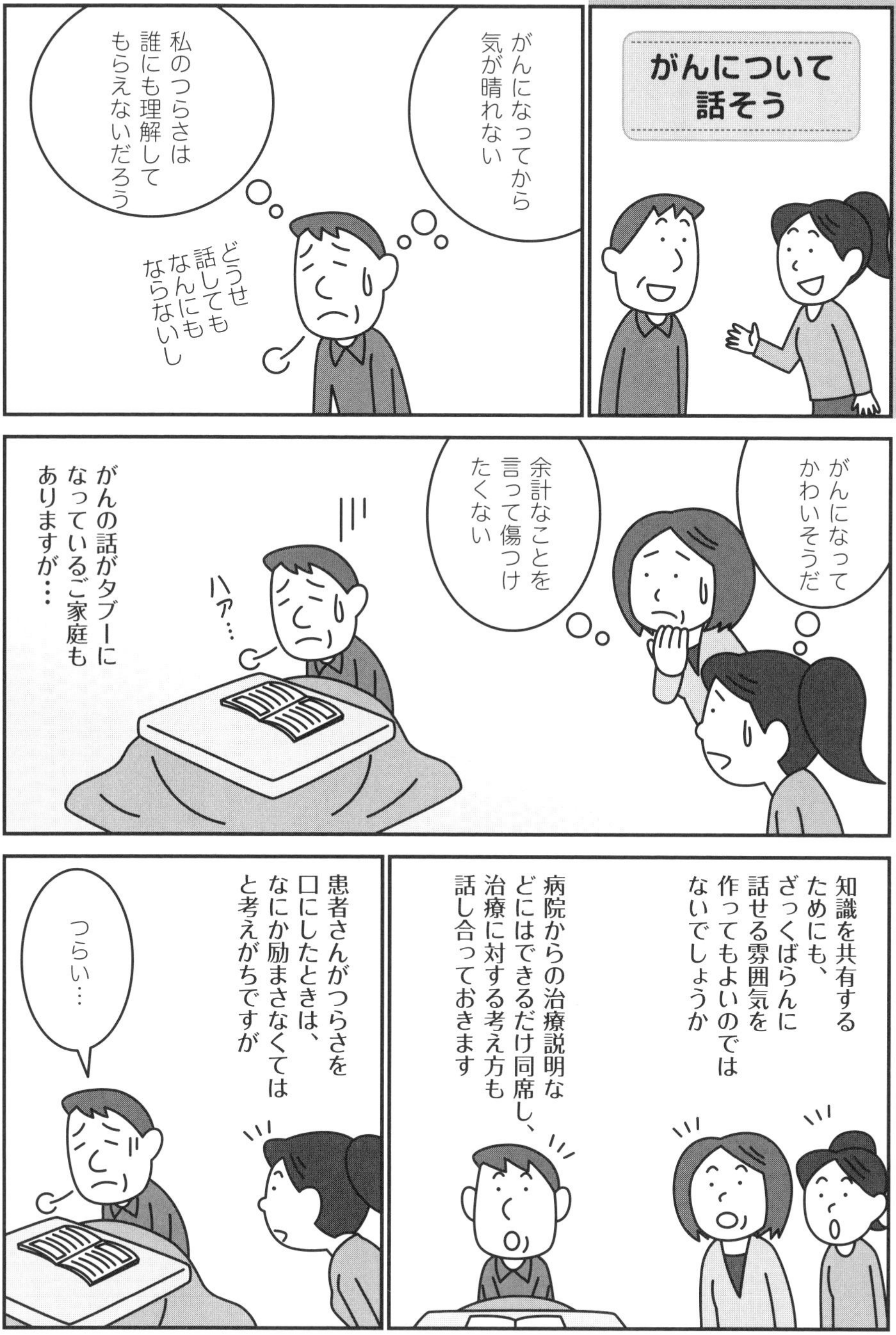
がんについて話そう
がんになってから気が晴れない
私のつらさは誰にも理解してもらえないだろう
どうせ話してもなんにもならないし
がんになってかわいそうだ
余計なことを言って傷つけたくない
ハア…
がんの話がタブーになっているご家庭もありますが…
知識を共有するためにも、ざっくばらんに話せる雰囲気を作ってもよいのではないでしょうか
病院からの治療説明などにはできるだけ同席し、治療に対する考え方も話し合っておきます
患者さんがつらさを口にしたときは、なにか励まさなくてはと考えがちですが
つらい…

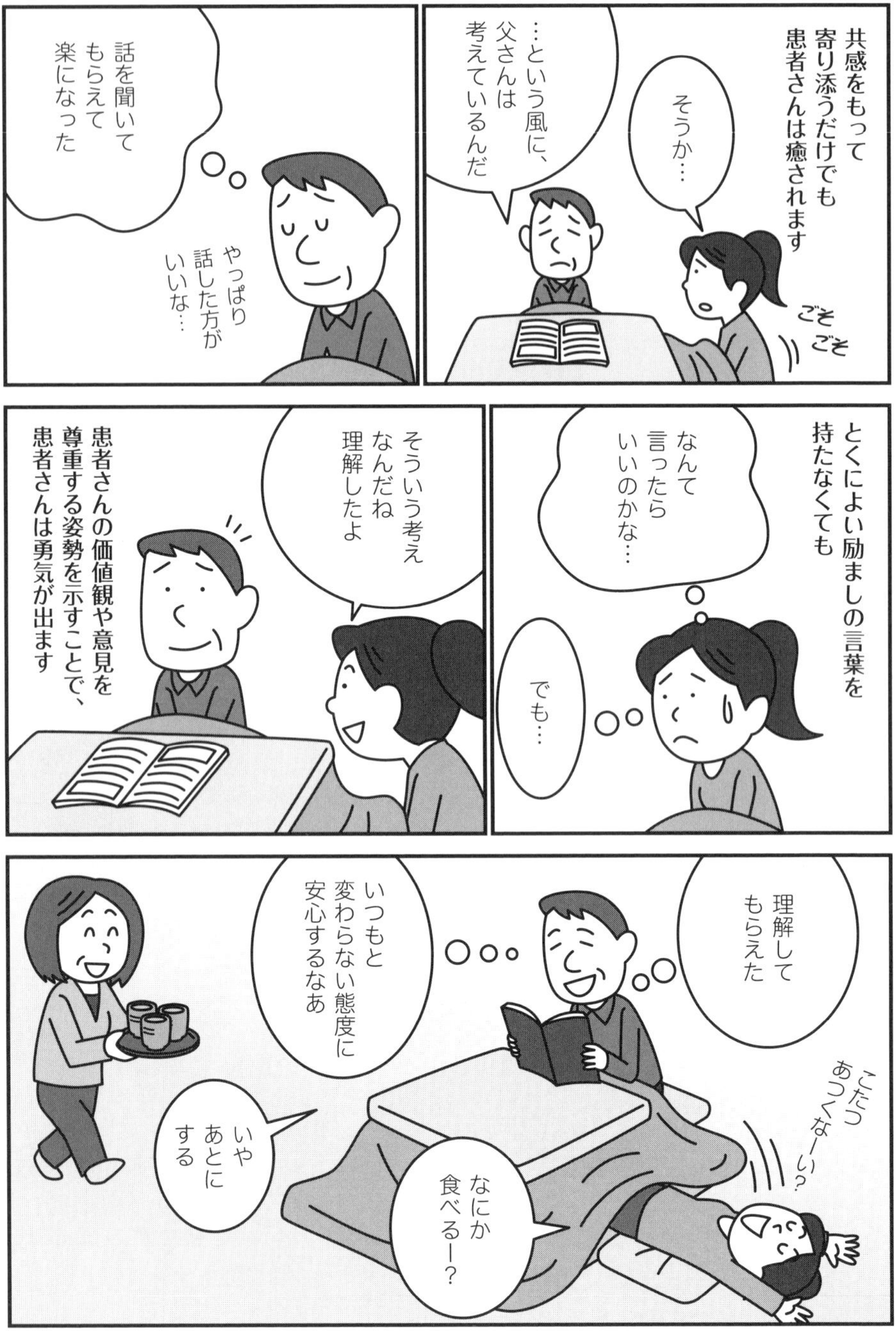

共感をもって寄り添うだけでも患者さんは癒されます
そうか…
…という風に、父さんは考えているんだ
ごそごそ
話を聞いてもらえて楽になった
やっぱり話した方がいいな…
とくによい励ましの言葉を持たなくても
なんて言ったらいいのかな…
でも…
そういう考えなんだね理解したよ
患者さんの価値観や意見を尊重する姿勢を示すことで、患者さんは勇気が出ます
理解してもらえた
いつもと変わらない態度に安心するなあ
こたつあつくなーい?
なにか食べるー?
いやあとにする

あとがき

がん患者は年々増加しており、現在、日本人の2人に1人はがんになるような時代に突入しました。がんは10年以上前には特殊な病気であると認識されていましたが、現在は風邪などと同じように決して珍しい病気ではなくなりました。胃がん、大腸がんは日本人のがんの中では多いがんで、健康診断などでも胃がんや大腸がんの検診が行われ、早期発見の努力がなされています。

ひとたび「がん」になった時、「病気はなおるのかしら。」「手術はこわい。」「抗がん剤治療はやりたくない。」「家族に迷惑がかかる。」「がんの治療費はどれくらいか。」「これからどのように生きていったらよいのか。」「仕事は続けられるのか。」等、さまざまな問題が出てきます。がん治療に対するさまざまな情報が氾濫している昨今、正しい知識を持ち、治療を受けていただくことは大変重要なことです。

本書は、このような疑問に答えるべく作られました。本書では、胃がん、大腸がんについて、がんの発見から診断、実際の治療、再発治療、治療後の療養や社会復帰、医療費等までがんの治療についての解説だけでなく、がんになって療養するにあたって直面するさまざまな問題についてもできるだけわかりやすく解説しました。いわば、がんになった時、どのように向き合っていけばよいか、患者さんの視点に立ったバイブルともいえる本になったと自負しています。

本書にも述べていますが、がん治療は医師ががんを治療することだけで完結するものではありません。治療後のことも含めてがん治療は完結するものと思われます。そのためにはさまざまな人の手を借りなければなりません。これまでこのようなことを重視して解説された本はありませんでした。マンガの部分は日常生活でよく出くわす部分を想定して作成し、参考になる部分も多いと思います。

本書を活用し、がんと真正面から向き合い、安心して治療を受けられることを心から祈念しております。

平成29年9月

がん・感染症センター都立駒込病院　外科部長　高橋慶一

参考文献

日本胃癌学会（編）『胃癌治療ガイドライン 医師用 2014年5月改訂　第4版』
2014年　金原出版

大腸癌研究会（編）『大腸癌治療ガイドライン　医師用　2016年版』
2016年　金原出版

高橋慶一（監修）『大腸がん　治療法と手術後の生活がわかる本』
2014年　講談社

福長洋介（著）『大腸がん（よくわかる最新医学）』2016年　主婦の友社

浦山雅弘、川口清（監修）『イラストでわかる胃がん・大腸がん』2012年 法研

佐野武（監修）『胃がん 完治をめざす最新治療ガイド』2016年　講談社

片井均、島田安博（監修）『胃がん　治療・検査・療養』
（国立がん研究センターのがんの本）2011年　小学館クリエイティブ

矢沢サイエンスオフィス（編）『最新版　胃がんのすべてがわかる本』
2013年　学研パブリッシング

比企直樹（著）『胃がん（よくわかる最新医学）』2016年　主婦の友社

大西秀樹（著）『家族ががんになりました』2016年　法研

■監修者

瀬戸 泰之（せと・やすゆき）

東京大学医学部附属病院　胃食道外科 科長

1984年、東京大学医学部医学科卒業。専門分野は胃がん、食道がん。2000年医療法人明和会中通総合病院副院長、03年癌研究会附属病院消化器外科医長、05年癌研有明病院消化器外科副部長、07年同院上部消化管担当部長を経て、08年から東京大学医学部消化管外科学教授。

高橋 慶一（たかはし・けいいち）

がん・感染症センター都立駒込病院 外科部長

1984年、山形大学医学部卒業。専門分野は大腸がんの外科治療、大腸がんの集学的治療、在宅治療など。同院外科医長、大腸外科主任を経て現職。

マンガと図解でわかる

胃がん・大腸がん

平成29年10月24日　第1刷発行

監修者　瀬戸泰之／高橋慶一

発行者　東島俊一

発行所　株式会社 法研

〒104-8104　東京都中央区銀座1-10-1

販売 03(3562)7671 ／編集 03(3562)7674

http://www.sociohealth.co.jp

印刷・製本　研友社印刷株式会社

0117

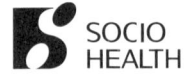

ISBN978-4-86513-385-1 C0077　定価はカバーに表示してあります。